I0030459

HISTOIRE

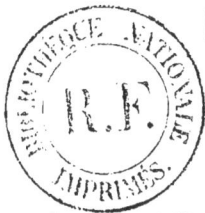

DES

RUES D'ÉTAPLES.

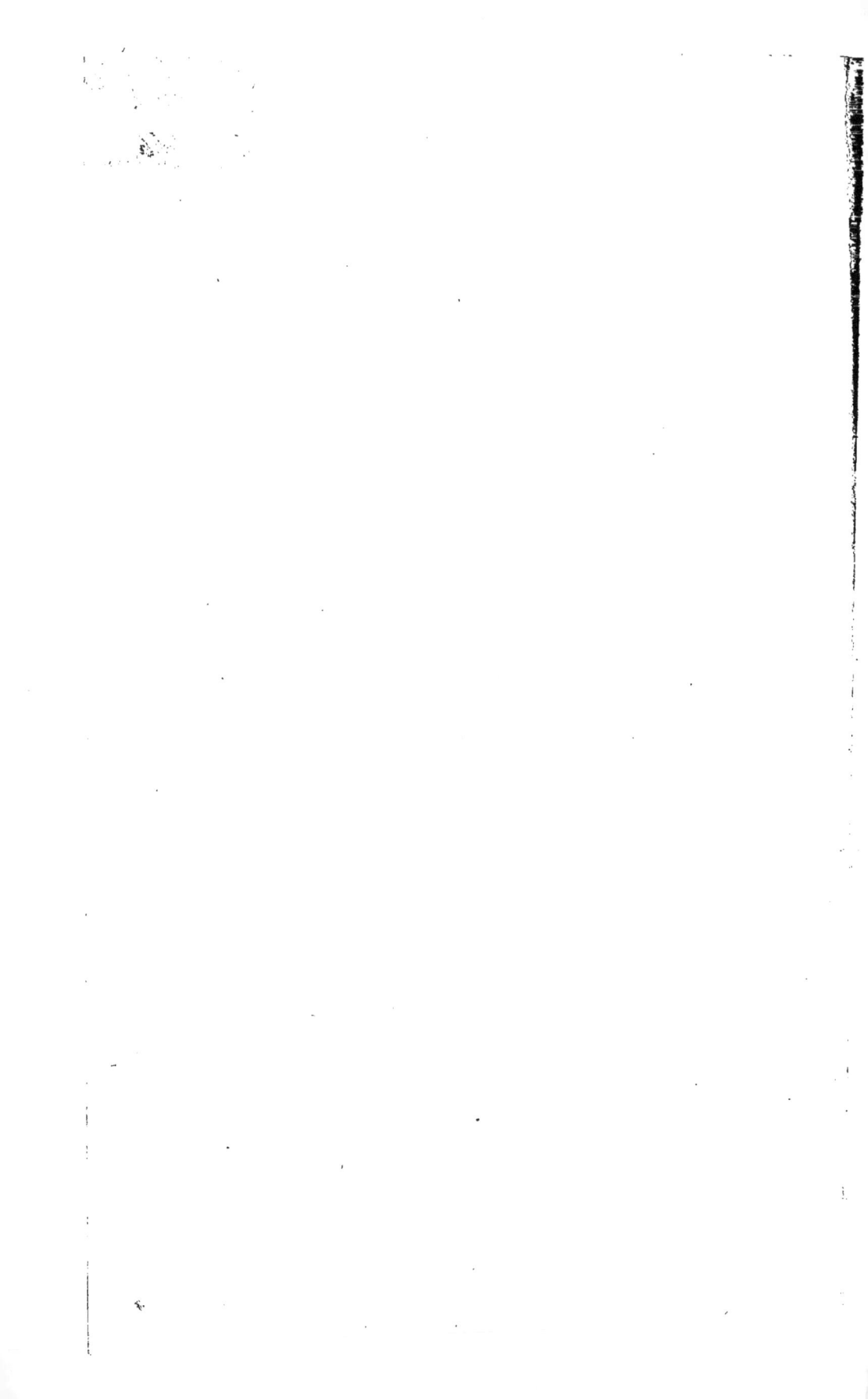

HISTOIRE

DES

RUES D'ÉTAPLES,

Par G. SOUQUET,

MEMBRE DE LA COMMISSION DES ANTIQUITÉS DÉPARTEMENTALES , DE
LA SOCIÉTÉ DES ANTIQUAIRES DE LA MORINIE, DE LA
SOCIÉTÉ DES ANTIQUAIRES DE PICARDIE , ET
DE PLUSIEURS SOCIÉTÉS SAVANTES.

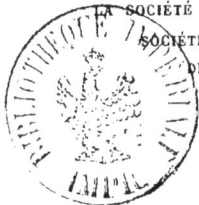

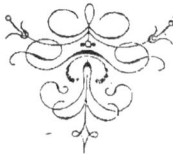

AMIENS,

TYPOGRAPHIE DE LENOEL-HEROUART,

RUE DES RABUISSONS, 10.

—

1860

1861

LÉGENDE

DU PLAN DE LA VILLE D'ÉTAPLES

EN 1860.

A   La Tour Grumel.
B   L'Hôtel des Baillis.
C   Le Jardin des Archers.
D   La Porte de Rombly.
E   L'Hôpital Saint-Louis.
F   L'Harengueresse du bras de saint Josse.
G   Maison où est né Prévost Lebas.
H   Rue de la Boucherie.
I   Les Chaudières.
J   L'Hôtel d'Angelle.
K   Presbytères.
L   Le Jardin des Briamans.
M   Pierre sculptée en 1577.
N   La Porte du Havre.
O   La Tour de l'Horloge.
P   L'Hôtel de l'Echevinage.
Q   Maison de la Couronne.
R   Les Prisons.
S   Le Mont-à-Baudets.
T   L'Hôtellerie de Saint-Hubert.
U   L'Eglise Saint-Michel.
V   L'Eglise Notre-Dame-de-Foi.
X   Maison de l'Echiquier.
Y   Maison où est né Robert Wiart,
Z   Id.   Jacques Lefebvre.

'A   Maison où est né Dauphin d'Halinghem.
'B   Id.   Oudart Ohier.
'C   Id.   de Bergemont.
'D   Id.   où sont nés Antoine-Marie Marteau et le général
      Obert. Napoléon Ier l'habita en 1803.
'E   La Chapelle du Saint-Sacrement.
'F   L'Hôtel-de-Ville.

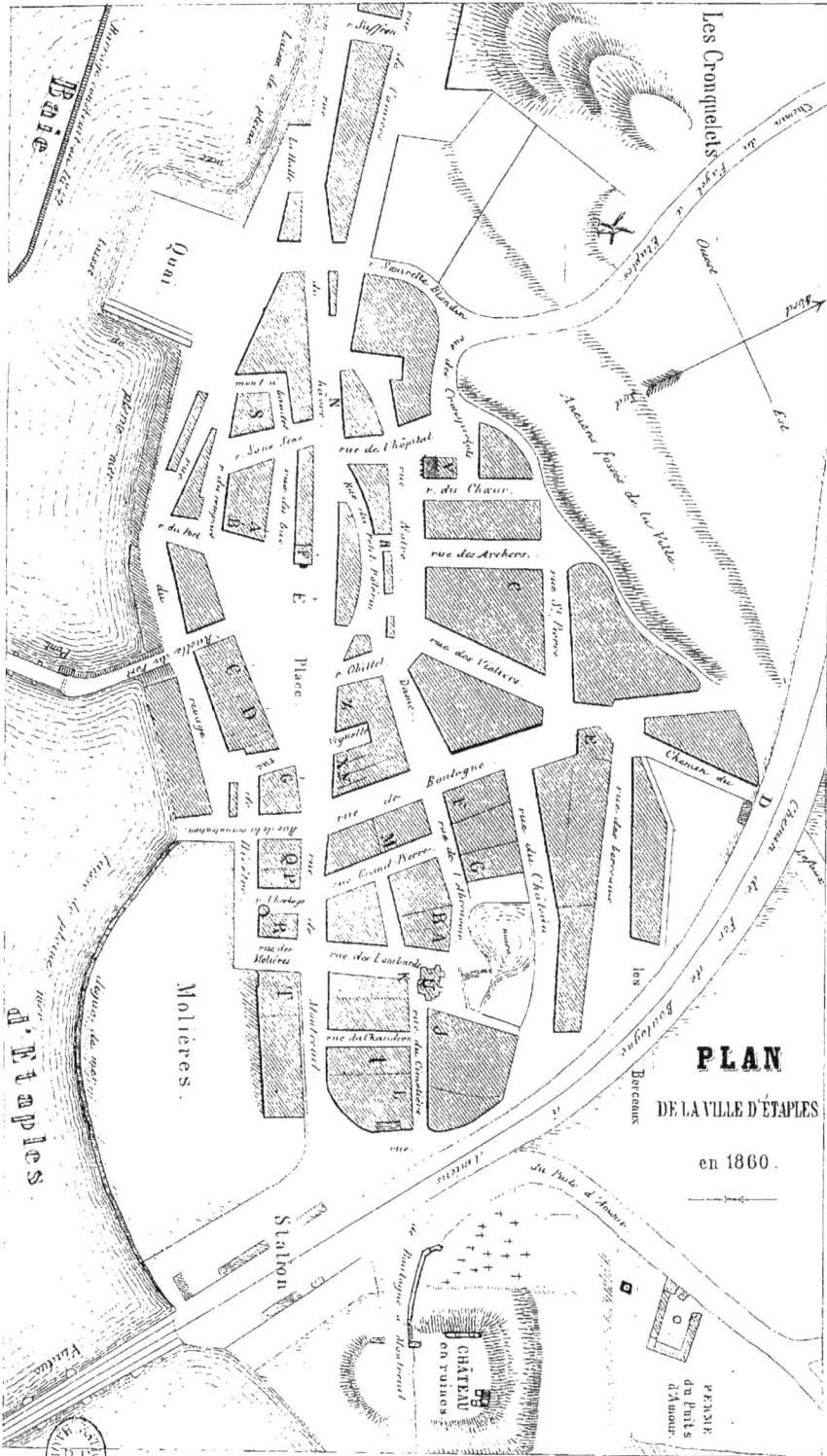

Les Cronquelets

Baie

Quai

Baie d'Étaples

Molières.

Station.

rue Suffren

rue de l'amour

Louise de prieur

rue de la halle

Nouvelle Bandin

rue des Cronquelets

rue de l'hôpital

r. du Chœur.

rue des Archers.

rue St. Pierre

rue des Violiers.

Chemin du

Ancienne fossé de la Ville

Ouest

Est

Chemin de Boulogne

Place

rue de Boulogne

rue du Grand-Pierre

rue de l'homme

rue des Lombardes

rue du Chaudron.

rue des Cronquelets

rue des Molières

rue de l'Horloge

Montreuil

rue du Puits d'Amour

CHÂTEAU en ruines.

PÊNIE du Puits d'Amour

PLAN

DE LA VILLE D'ÉTAPLES

en 1860.

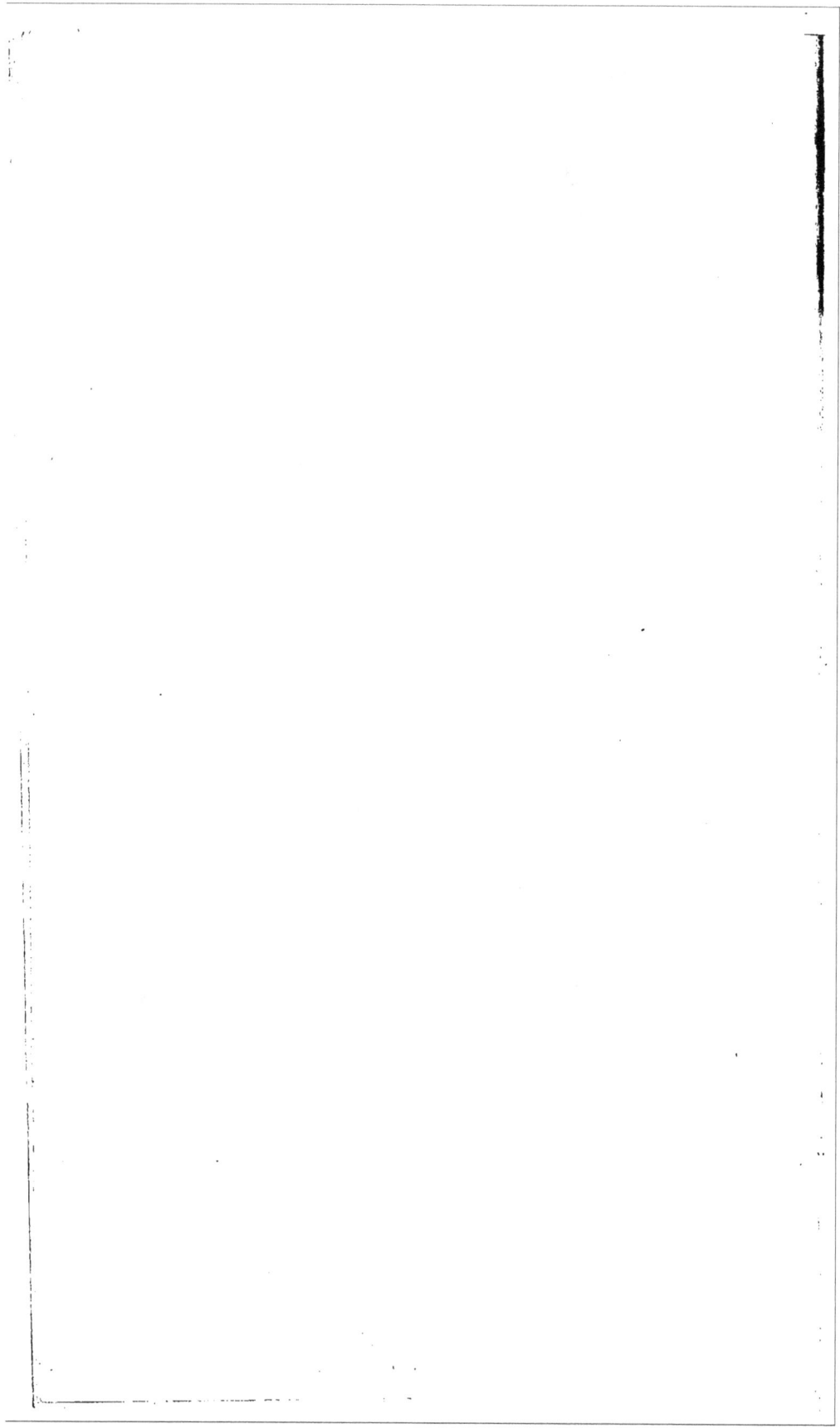

HISTOIRE DES RUES D'ÉTAPLES.

Etaples est une petite ville maritime du département du Pas-de-Calais, située à l'embouchure de la Canche, à 12 kil. de Montreuil, et d'une population de 2,290 habitants. L'établissement de la marée est à 10 h 40 m. La baie est encore d'une grande étendue, bien que les sables qui couvrent le rivage tendent chaque jour à la combler. Au moment de la marée, il y a une grande abondance d'eau dans le port ; mais, comme elle n'est pas retenue par des digues, elle ne tarde pas à se retirer. Néanmoins Etaples est un port de refuge pouvant contenir un grand nombre de bâtiments et les mettre à l'abri de la tempête. Seulement l'entrée en est difficile et même dangereuse à cause de la violence des courants et des amas de sables qui cachent un écueil aux navigateurs imprudents qui s'aventurent sans pilote dans ces parages.

La baie est défendue par deux pointes qui s'avancent dans la mer et qui portent chacune des phares pour avertir les navigateurs du danger qu'ils courent sur nos côtes.

L'importance de cette position avait été comprise à l'époque du camp de Boulogne par l'empereur Napoléon Ier, qui, après avoir fait jeter les fondements du quai actuel par un pont que l'on a conservé, avait eu la résolution d'y créer un port de guerre.

Il n'est donc pas étonnant que nos ancêtres, ayant remarqué

Hist.   1

l'avantage de ce lieu, s'y soient établis de bonne heure en grand nombre, et aient fondé une ville qui a joui longtemps d'une certaine réputation.

Non-seulement les manuscrits et les livres sont là pour prouver cette opinion, mais les ruines que le temps a respectées, viennent encore la confirmer en lui donnant un caractère de certitude plus prononcée, car les monuments sont la source la plus certaine de la vérité, parce que, malgré leur dégradation, ils nous rappellent toujours les motifs qui les ont fait élever, c'est-à-dire les faits vrais qui auraient pu être altérés en passant par les traditions orales et écrites. C'est pourquoi l'histoire des rues nous donne l'histoire de la ville par les évènements particuliers qui s'y sont passés et qui sont écrits en caractères ineffaçables.

De quelque côté que nous tournions nos regards, nous sommes étonnés de la quantité d'antiquités que renferme ce pays.

A l'est, les ruines du château nous font remonter à la fois à l'époque gallo-romaine et à celle du moyen-âge, à cause des deux fondations superposées qui ont amené la découverte de vases, de monnaies, et de divers autres objets ayant appartenu à ces deux époques. Bâti probablement au IVe siècle, il fut reconstruit en 1172, par Mathieu d'Alsace, comte de Boulogne, et devint bientôt, par sa position naturelle et la hauteur de ses remparts, une des premières forteresses du Boulonnais, ce qui valut à la ville d'Etaples le titre de capitainerie royale. Cette résidence des gouverneurs d'Etaples eut l'honneur de servir, le 3 novembre 1492, à la conclusion du traité de paix entre Henri VII, roi d'Angleterre, et Charles VIII, roi de France. Ce château, après avoir joué un certain rôle du temps de la Ligue, fut démantelé en 1614, et vendu en 1792, comme propriété nationale.

A l'ouest de la ville se trouve une vaste plaine de sable, dans laquelle la Société des Antiquaires de la Morinie fit exécuter des fouilles qui amenèrent la découverte de débris, de médailles, de poteries, etc., etc., et d'une centaine de fondations de maisons, le tout de l'époque de la domination romaine. Aussi a-t-on pu y voir l'ancien emplacement de *Quentowic,* autrefois célèbre par son commerce, et détruite par les invasions des Normands, vers l'an 880, et à laquelle a succédé la ville d'Etaples, dont il n'était fait aucune mention avant cette époque. D'ailleurs le nom seul de *Quentowic,* ville de la Canche, semble ne plus devoir laisser de doute à cet égard. A l'intérieur, la ville ne renferme pas moins de souvenirs historiques. Son église du style roman, qui fut bâtie en 1004, et qui est une des plus anciennes du diocèse, doit figurer parmi ses titres de gloire.

Ses rues étroites et multipliées qui paraissent avoir conservé un peu de leur aspect primitif, ses maisons en grès, avec leurs dates de fondation sur leurs façades, avec leurs écussons armoriés ou allégoriques, avec des caves immenses et des dépendances considérables qui semblent faire contraste avec la petitesse de la ville, indiquent assez l'importance dont elle jouissait autrefois.

Sa place, d'une grande étendue, était nécessaire pour décharger les navires et y exposer les marchandises destinées à l'approvisionnement des villes voisines.

Aujourd'hui Etaples est bien déchu de son ancienne splendeur. Toute sa gloire est dans un passé que rappellent ses ruines. Sa population qui la plaçait au premier rang des villes du Boulonnais est maintenant fort réduite. Son commerce a presque disparu, et le chef-lieu d'une capitainerie royale n'a plus que le modeste titre de chef-lieu de canton.

Rue de l'Abreuvoir.

Cette rue, qui s'étend de la *rue de Notre-Dame* à l'église Saint-Michel, doit son nom à une mare qui sert pour les bestiaux.

L'antiquité de cette mare d'une grande étendue ne peut être contestée, car autrefois son écoulement se faisait à la Canche par les fossés du château. Aujourd'hui que cette forteresse est détruite et ses fossés comblés, cette mare a la plus grande difficulté pour répandre la surabondance de ses eaux. L'autorité municipale, il est vrai, a fait creuser un puits dans l'ancien cimetière pour la forcer de rester dans ses limites; mais ce puits est d'un emploi borné, et ne peut l'empêcher d'envahir, en grande partie, la rue du Château quand arrivent des pluies abondantes. Cet inconvénient va disparaître par l'ouverture d'un égout qui recevra la surabondance des eaux de l'abreuvoir pour les rejeter dans la Canche, par les rues des Lombards et de Bicêtre.

Cette mare offre un des beaux paysages de la ville. Les arbres qui bordent la partie du sud-est sont un embellissement de plus et laissent apercevoir l'église Saint-Michel et son clocher renversés, dont l'image se reflète dans ces eaux; en un mot elle ressemble à un lac. En hiver elle gèle facilement sous l'influence de la température, et devient pour les pâtineurs un rendez-vous naturel, où ils peuvent exercer leur agilité.

Mais, en raison de ces avantages, elle est une cause d'insalubrité pour ses habitants, qui disparaîtra sans doute par les mesures que l'autorité se propose de prendre à l'effet de limiter son étendue.

Au centre de cette rue et à son point de jonction avec celle de *Grand-Pierre*, se trouve une maison très ancienne, bâtie en grès et entourée d'un vaste jardin. Elle fut la demeure de la famille Baudelicque, dont les membres ont successivement et sans interruption, occupé le siège du bailliage d'Etaples, Choquel et Bellefontaine, depuis le XVIe siècle jusqu'au 11 septembre 1790, époque de la suppression de ce tribunal.

En face de l'hôtel des baillis d'Etaples se trouve une maison qui autrefois servait de ferme et était habitée par Robert Prévost.

C'est là qu'est né le 28 décembre 1758, Jean-Baptiste Prévost-Lebas, avocat célèbre du barreau de Montreuil.

Après avoir fait de brillantes études à Boulogne-sur-Mer, il entra au séminaire pour embrasser le sacerdoce. Ses belles qualités n'avaient alors pour se produire que cette carrière dont sa vocation d'ailleurs et sa vertu le rendaient digne. Il sortit du séminaire pour occuper la cure de Frévent ; mais il n'y resta que jusqu'en 1789, époque où tant d'existences furent déplacées. Il résigna ses fonctions de prêtre pour s'associer au mouvement révolutionnaire, et devint administrateur du district de Montreuil-sur-Mer.

Prévost, grâce à ses talents, aurait pu occuper un emploi plus élevé même dans une grande ville ; mais, modéré dans ses goûts et fortement attaché à son pays natal, il voulut y consacrer le reste de son existence.

Le 22 juin 1798, il fut nommé notaire à Etaples avec le titre d'avocat, et le 19 août 1800, il fut appelé à la tête de l'administration municipale d'Etaples. Le 29 juin 1803 il eut l'honneur de complimenter le premier Consul, à son arrivée en cette ville.

Sa double fonction de notaire et d'avocat étant devenue incompatible, il fut forcé de résigner son notariat. Le 11 juin 1811 il céda son étude. Il prit alors sa résidence à Montreuil, pour y exercer à son aise la profession d'avocat, et ce fut en cette ville qu'il mourut, le 9 juillet 1833.

Sa science profonde, sa puissante logique et surtout la brillante éloquence qu'il déployait dans ses plaidoiries, lui ont acquis une juste célébrité dont on conserve encore le souvenir.

A l'extrémité de cette rue, on voyait autrefois un hôtel seigneurial, nommé *la Tour Grumel* (1), dont les dépendances s'étendaient jusqu'à l'ancien cimetière Saint-Michel.

On sait que jusqu'à une époque qui n'est pas encore très éloignée de nous, les maisons n'étaient pas numérotées, et qu'on les désignait par une enseigne, soit en pierre, soit en bois sculpté ou peint.

En 1698, *la Tour Grumel* fut à usage de presbytère (2).

En 1798, elle devint la propriété de messire Claude Bigand de Berminy, chevalier de Saint-Louis, ancien garde du corps du Roi. Il reconnut un droit de fief en faveur du seigneur de Fromessent, consistant en *trois livres tournois pour l'acquit* d'un Veni Creator et de deux Obits, qui étaient arrentés sur cette maison depuis 1562 (3).

En 1805, *la Tour Grumel* fut transformée en magasin de manutention pendant le séjour de la grande armée.

En 1839, M. Ledieu, curé-doyen d'Etaples, y établit à ses frais une Ecole de Filles, dont il confia la direction aux religieuses de la Sainte-Famille d'Amiens. A la mort de ce digne pasteur, ses héritiers firent don de cette maison à la ville d'Etaples pour continuer à être à l'usage d'Ecole de Filles. La Ville accepta cette donation en 1852, et se chargea

---

(1) Cueilloir de la paroisse, f° 12.
(2) Minutes de M° Lartizien, notaire, à Etaples, 15 mars 1698.
(3) Minutes de M° Bélart, notaire, à Etaples.

de l'entretien de l'immeuble, et du traitement des religieuses (1).

Rue des Archers.

Cette rue, qui partant de celle de *Notre-Dame* aboutit à la *rue Saint-Pierre*, est désignée dans un plan de la ville de 1762, sous le nom de *rue Jean-Baillet*, et sur un plan de 1808, sous le nom de *rue Nord-Est*.

Elle tire sa dénomination d'une maison connue sous le nom de *Jardin-des-Archers*, lequel avait une superficie de *deux journaux de terre*; elle était arrentée par la Ville aux héritiers Sarto, en 1640 (2).

Etaples, comme la plupart des villes de France, possédait ce qu'on appelait une compagnie d'archers, sorte de milice, moitié civile, moitié militaire, armée d'arcs, et qui, à l'époque où la France était envahie par les ennemis du dehors, s'était organisée spontanément pour la sûreté des habitants.

Cette milice, qui devait son origine à la nécessité de la défense personnelle, fut régulièrement organisée en 1273, confirmée en 1317, par Philippe-le-Long, et en 1367, par le Dauphin, fils du roi Jean, lequel fut depuis Charles V. Il rendit à Sens, le 19 juillet 1367, une ordonnance dont nous avons extrait le paragraphe suivant :

« Sont enjoint et commandé de par Nous, à tous archiers
» et arbalestriers, demourans en nos bonnes villes, qu'ils se
» mettent en estat, et que par les gouverneurs en chacune
» d'icelles villes, soit sceu quel nombre d'archiers et d'arba-
» lestriers y a, et combien on en pourroit avoir si besoin

---

(1) Minutes de Mᵉ Dumoulin, notaire, à Etaples, 14 avril 1852.
(2) Compte de l'argentier de la ville.— Cueilloir de la paroisse, fº 69.

» estoit, et de ce facent registre en chacune ville et surtout
» nous certifient au plus tost qu'ils pourront et avecques ce
» enjoignent et induisent toutes jeunes gens à exerciter, con-
» tinuer et apprendre le faict et manière de traire (1). »

La Compagnie des Archers formait comme une seule famille, soumise à un chef de son choix ; elle avait ses armoiries,
sa bannière, son hôtel et son jardin.

Les Archers reconnaissaient pour patron saint Sébastien,
dont ils célébraient la fête chaque année.

Les principaux jours de réunion de la Compagnie étaient la
St-Charlemagne, la mi-carême et le premier dimanche de mai.

Le 1er mai 1482, la Compagnie des Archers donna une
fête à celles des villes voisines. Les Archers d'Abbeville s'y
rendirent pour y tirer le geai (2).

Plus tard, la découverte de la poudre à canon et l'usage
des armes à feu donnèrent naissance aux Couleuvriers et aux
Arquebusiers.

Ce que les rois avaient fait pour les Archers et Arbalétriers,
ils le firent encore pour les Arquebusiers. Les lettres-patentes
de Henri III, du mois d'octobre 1559, de Henri IV, de mars
1601, et celles de Louis XIV, de 1612, « accordent aux
» habitants qui se trouveroient habiles à l'exercice des
» armes pour la défense de leur ville, la permission de
» s'assembler le 1er mai, et de tirer le papegault levé en
» l'air, et que celui qui l'abattroit seroit pendant le cours de
» l'année, franc de toutes impositions, tutelle, curatelle, et
» déchargé du logement des gens de guerre (3). »

***

(1) *Recueil des ordonnances des rois de France,* tome V, p. 16.

(2) *Almanach de Picardie,* 1781.

(3) Consulter pour plus amples détails la *Notice sur les anciennes Corpo-
rations d'Archers,* par M. Janvier. — Amiens, in-8°, 1855.

En 1665, Etaples, au lieu d'une Compagnie d'Archers, avait une Compagnie d'Arquebusiers (1).

En 1669, elle fut remplacée par une milice bourgeoise, connue sous le nom de Compagnie de la Jeunesse. On la supprima en 1790, et elle fut rétablie en 1803, par un arrêté du Maire d'Etaples, ainsi conçu :

« Le Maire de la ville d'Etaples, considérant qu'un grand
» nombre de jeunes gens lui ont manifesté le désir et l'in-
» tention de prendre les armes pour assister à la procession
» de la Fête-Dieu, ainsi qu'il se pratiquait par le passé,
» Pourquoi ils demandent le rétablissement à cet effet de la
» Compagnie dite *de la Jeunesse,* dont les officiers seraient
» ainsi qu'autrefois nommés par le Maire.

» Considérant que la Compagnie des jeunes gens assistant
» à la procession de la Fête-Dieu, contribue singulièrement
» à la majesté de cette cérémonie, et qu'il est dans l'intention
» du gouvernement de favoriser toutes les institutions qui
» peuvent concourir à inspirer le respect dû à la religion.

» Arrête ce qui suit :

» 1° Les jeunes gens assisteront en armes, chaque année, à
» la procession de la Fête-Dieu.

» 2° Ils seront comme autrefois commandés par un mayeur,
» un vice-mayeur et un adjudant.

» 3° Ces officiers seront nommés pour trois ans, par le
» Maire, sur la présentation des jeunes gens.

» 4° Sont nommés, pour mayeur Daniel Hache, pour vice-
» mayeur Honoré Morel, et pour adjudant Marc Prévost (1). »

---

(1) Cueilloir de la paroisse. — Minutes de Me Meignot, notaire à Etaples, 19 novembre 1665.

(1) Registre aux délibérations de la mairie d'Etaples.

Hist.   2

Cette Compagnie de la Jeunesse resta distincte, à Etaples, de la Garde nationale, composée de citoyens plus âgés, qui fit le service des forts et des batteries de la côte, de 1797 à 1814.

Arras a aussi sa *rue des Archers,* et Saint-Omer sa *rue des Arbalétriers.*

Rue du Bac.

Cette rue commençait sur la place, au sud-ouest de l'Hôtel-de-Ville actuel, et aboutissait au pieu où était amarré le bac servant à traverser la rivière de Canche.

Le bac d'Etaples avait une certaine importance, car celui qui en était adjudicataire « devait au Roi un droict » de péage à prendre sur tous ceulx qui passoient l'eau à » Etaples. »

Ce droit fut donné à l'église Notre-Dame de Boulogne, en 1360, par le dauphin, régent du royaume, qui fut depuis Charles V (1).

Outre ce droit royal, la ville en percevait un autre à son profit, soit que le passage se fit dans le bac ou à gué. Il faisait partie des revenus d'Etaples.

Un procès-verbal d'adjudication des fermes de la ville, en date du 15 mars 1641, en donne ainsi le détail (2) :

« La ferme de la rivière de Canche, quy est le passage » d'eau. La paie pour chacun habitant est de xii desniers, et » pour aultres personnes passantes et repassantes ladite ri- » vière de Canche à plain-mer, deux sols.

» La ferme de Thonlieu et droits de Licson, quy se prend » sur tous chevaux et charrettes portants marchandises, » passantes et repassantes, savoir : vii sols sur chacun char-

(1) *Histoire de Notre-Dame de Boulogne,* par Le Roy.
(2) Archives de la mairie d'Etaples.

» riot ; vi desniers sur chacune charrette et iii desniers sur
» chacun cheval. »

Le jour de l'adjudication des fermes, il était d'usage de
réunir dans un banquet donné aux frais de la ville, le mayeur,
les échevins, le procureur du roi et les adjudicataires.

Les frais de ce banquet se sont élevés, en **1641**, à xviii
livres.

Ce péage subsiste encore au profit de l'Etat.

Le passage de la Canche, en bac ou à gué, a toujours
offert les plus grandes difficultés, occasioné les plus grands
dangers, et excité les plus vives réclamations, ainsi qu'on
pourra le voir par les faits suivants.

Le 14 septembre 1544, les bourgeois de Boulogne qui
refusèrent la capitulation de leur ville, en sortirent avec leur
plus précieux effets dont on leur avait garanti la possession.
Mais les Anglais, au mépris de leurs promesses, poursuivirent
ceux qui avaient pris la route d'Etaples, les dépouillèrent et
les dispersèrent dans la campagne où beaucoup trouvèrent la
mort (1).

Antoine Morin, prêtre boulonnais et témoin oculaire, nous
fait connaître, dans un poème manuscrit, ce que devinrent
les Boulonnais une fois arrivés à Etaples. Il dit :

> Quant vint, à Estappes, femmes et petits enfants
> Alors se désoloient pour le dauger du tems ;
> On ne trouvoit que boire ne aussi pour menger
> Dont quasi tout le peuple fut en très grand danger.
>
> Plus, quand vint à passer le hable dudit lieu,
> Plusieurs se lamentoient en se recommandant à Dieu,
> L'un crioit saint Mathieu, l'autre crioit saint George,
> Les priant d'envoyer ou du pain ou de l'orge.

---

(1) *Résumé de l'Histoire de Picardie*, par Lami, p. 219.

Plusieurs y demeurèrent noyés et absorbés.
Les anciens y laissèrent leurs fardeaux bien hobés.
Prêtres, moines, abbés, ils y furent en danger,
Les autres dérobés par faute de nager.

Quand fus outrepassé, aidonc reprins courage ;
J'y fus près trépassé, mais le vin m'encourage.
Las, Dieu sait quel manaye y avoit sans confort,
Si on ne mus mis à la nage, je fusse droict à la mort.

« Le 28 juillet 1691, neuf personnes furent noyées en traversant la Canche (1).

» Le 6 juillet 1754, comparurent par devant les notaires royaux Bélart et François, le premier résidant à Etaples, le second à Neuville, les sieurs :

» Pierre Thueux, ancien capitaine de navire ;

» Jéhan Baillet, dit Gambon, ancien pilote ;

» Thomas Baillet, ancien maître de bateau-pêcheur ;

» François Baillet, maître de bateau-pêcheur ;

» François Baillet, dit Chouchoute, maître de bateau-pêcheur, syndic des matelots et pilote ;

» Jehan-Baptiste Dachicourt, marinier ;

» Charles Wadoux, maître de gribande et ancien tendeur de filets à basse-eau ;

» Jehan Lesne, marinier, commandant de gribande et ravoyeur ;

» François Lamour, compagnon de gribande ;

» François Guilbart, bourgeois et marchand, et François Wadoux, pilote ;

» Tous domiciliés audict Etaples, lesquels ont certifié et
» attesté par forme d'acte de notoriété que, comme anciens

---

(1) Archives de la mairie.

» habitants et mariniers dudict Etaples, et ayant très souvent
» pratiqué la rivière de Canche pour leur commerce, depuis
» le pied de basse-eau jusque près d'Hodicq; qu'ils con-
» naissent les passages de la rivière d'Etaples en Picardie,
» très dangereux, à cause des variations fréquentes du lit
» de la rivière, occasionées tantôt par les avalanches, tantôt
» par les fortes marées qui laissent des fondrières de sable
» mouvant, et encore par la profondeur du lit de cette
» rivière qui devient alors impraticable; que pour traverser
» la rivière par le bateau ordinaire, il faut très souvent
» faire de longs détours; que le passage des voitures est
» souvent très éloigné du bateau du passager, dont la pré-
» caution n'évite pas toujours les précipices; qu'il est tou-
» jours presque dangereux pour les voitures et les chevaux
» de s'exposer à traverser la rivière sans être guidé du pas-
» sager, qui ne s'expose lui-même qu'après avoir bien reconnu
» le terrain. Encore arrive-t-il qu'une voiture se sauve en
» passant et se perd à son retour, d'une marée à l'autre.
» Bien plus, de deux voitures qui se suivent, l'une s'échappe
» et l'autre demeure dans les sables.

» Les comparants ont vu plusieurs fois de leur vie, des
» voitures enfoncées dans le sable, des chevaux précipités,
» des marchandises perdues, des hommes et des chevaux
» noyés.

» Le 8 août 1761, un nommé Gille Beauchamp, chasse-
» marée à Berck, traversant la rivière avec un cheval chargé
» de poisson, s'élongea dans un sable mouvant. Le poisson fut
» perdu, et Beauchamp, sauvé à mi-mort par le passager, fut
» porté chez M. Duhamel, aubergiste en cette ville, et mourut
» six semaines après cet accident, en sa demeure, à Berck. »

Aussi Napoléon Ier, dans les visites qu'il fit à Etaples, en

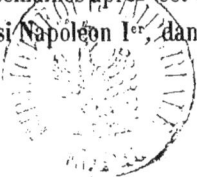

1804, pour inspecter la côte et y passer en revue le corps d'armée du général Ney, qui devait s'embarquer à bord de la flottille amarrée au port d'Etaples, ordonna la construction d'un pont sur la Canche, pour faire cesser tous ces accidents, et mettre les deux rives de cette rivière en communication directe. Ce pont reçut un commencement d'exécution, mais il ne fut jamais achevé à cause du départ de la grande-armée.

Le gouvernement des Bourbons et celui de Louis-Philippe ne firent rien pour améliorer cet état de choses.

Il appartenait à Napoléon III d'achever l'œuvre ébauchée par son oncle. Aussi, grâce à la première visite qu'il fit à la ville de Boulogne, le 27 septembre 1853, grâce également à la bienveillante intervention de M. d'Hérembault, notre député, la construction d'un pont sur la Canche, en face d'Etaples, a été décidé.

Ce pont a été livré à la circulation le 9 février 1860.

Il est estimé 120,000 francs.

L'état y a contribué pour	30,000 fr.
Le département	20,000
La ville d'Etaples	15,000
Les communes intéressées	5,000
Total. . . .	70,000 fr.

Le surplus sera remboursé par un droit de péage que percevra M. Legrand, entrepreneur de ce travail, pendant 45 ans.

Il a 188 m. de longueur, dont 100 en fer et 88 en bois.

Ce pont va mettre Etaples en contact avec les riches campagnes de la rive gauche. Les endigages accessoires à cette construction amèneront nécessairement la formation de nouvelles molières semblables à celles qui existent déjà. Les marchés seront plus fréquentés. Ils deviendront le foyer du mouvement local et finiront par reprendre toute l'importance qu'ils avaient autrefois.

Rue Bayard.

Cette rue, qui va de la *rue du Havre* au Quai, doit-elle son nom au souvenir du chevalier Bayard? Il me paraît bien plus probable qu'elle tire son nom d'une famille de marins d'Etaples, dont la postérité n'est pas encore éteinte.

Cette opinion est d'autant plus admissible, que nous avons des rues qui prennent leurs noms des propriétaires les plus connus du quartier, telles que les *rues Grand-Pierre, Jean-Baillet, Obillet* et *Sœurette-Blondin*.

Rue des Berceaux.

Cette rue relie la *rue de Boulogne* à celle du *Puits-d'Amour*.

Elle doit son nom à une charmante promenade. Là, tous les dimanches et jours de fête, se réunissait la population qui se livrait aux plaisirs de la danse et à l'exercice du jeu de paume, à l'ombre d'arbres séculaires. Tous les ans, à la Fête-Dieu et à la Saint-Michel, avait lieu un concours de jeu de paume au tamis auquel prenaient part les sociétés des villages voisins. Les joueurs d'Etaples jouissaient d'une telle habileté que, dans ces concours, ils étaient souvent vainqueurs.

Cette promenade était fort ancienne, car elle figure sur une vue d'Etaples de 1660, qui est en ma possession.

Le cueilloir de la paroisse, de 1707, constate le renouvellement d'une rente fort ancienne, s'élevant à deux sous, « qu'un nommé Brasseur payait à l'Eglise, sur un jardin » attenant aux Berceaux, à cause d'un pigeon blanc que » ses prédécesseurs devaient fournir annuellement le jour de » la Pentecôte. Ce jour-là, pour mieux représenter la des-

» cente du Saint-Esprit sur les apôtres, on chantait un *Veni*
» *Creator* au milieu de l'Eglise, et pendant ce chant on faisait
» descendre le pigeon blanc par la voûte. »

Le 8 février 1846, la ville fut forcée de concéder les Berceaux à la compagnie du chemin de fer d'Amiens à Boulogne pour y établir sa ligne.

Ainsi, disparut pour toujours, cette belle promenade qui faisait l'orgueil de la cité et l'amusement de la jeunesse.

Rue du Bicêtre.

Cette rue, qui mène de la place aux Molières, tire sa dénomination d'une maison de détention ainsi nommée, qui était située près de la cour de la Tour-de-l'Horloge, du côté de la Canche. Elle était défendue, ainsi que l'Hôtel-de-Ville, par un pan de muraille (1).

Il est probable que cette maison, pendant les guerres du XVe siècle, servit à enfermer les prisonniers de guerre, car dans un procès-verbal de vente, que fit la Ville de cette maison au sieur Sailly, vers la fin du XVIIe siècle, il fut stipulé que l'acquéreur « serait obligé d'y garder les prisonniers
« dans le cas où les prisons ordinaires se trouveraient insuf-
» fisantes (2). »

A côté de cette prison, se trouvait une maison, ayant pour enseigne l'effigie de saint Michel. Le propriétaire, qui l'habitait encore en 1858, était en possession d'une belle sculpture en bois, représentant saint Nicolas, provenant, dit-on, de l'église Notre-Dame-de-Foi, et sauvée des flammes révolutionnaires, par mademoiselle Sagnier.

---

(1) *Les Huguenots et la Ligue, dans le Boulonnais*, par l'abbé Lefebvre, page 190.

(2) Cueilloir de la paroisse, fº 75.

Sur le pignon de cette maison se trouvait placée dans une niche, une grande statue de sainte Barbe, provenant d'un navire, et on lisait encore sur la façade, il n'y a pas plus d'un an :

A LA SAINTE BARBE.

Ici on rajeunit
Et rafraichit
Les amis
A juste prix
Comme à Paris.

Rue de Boulogne.

Cette rue, partant de la *rue de Montreuil* et se dirigeant du sud au nord, aboutit au chemin de Lefaux. Elle est ainsi appelée parce qu'autrefois elle conduisait à Boulogne, par le village de Rombly aujourd'hui envahi par les sables.

En 1590, lorsque Roger du Bernet partit de Boulogne avec son armée, pour reprendre la ville et le château d'Etaples qui étaient au pouvoir des Ligueurs, il attaqua cette ville du côté de Rombly, y entra en vainqueur et fit ensuite le siége du château où les Ligueurs s'étaient réfugiés (1).

A l'extrémité de cette rue, on voyait anciennement un petit monastère de filles de l'ordre de saint Bernard, fondé au XVIe siècle par trois religieuses tirées du Paraclet d'Amiens. Elles étaient chargées de l'instruction des jeunes filles de la ville ; mais, comme elles ne purent obtenir l'agrément de Mgr l'évêque de Boulogne, on en fit alors un hôpital (2).

Cet établissement, dédié à saint Louis, fut desservi par des sœurs.

---

(1) *Les Huguenots et la Ligue*, par l'abbé Lefebvre, p. 195.
(2) Luto, ms. de la bibliothèque de Boulogne, fo 20.

Hist.   3

Les archives de l'église de Notre-Dame de Boulogne possèdent un cueilloir, coté F. n° 3, dans lequel il est fait mention d'une rente due annuellement par l'hôpital Saint-Louis d'Etaples, depuis 1539 jusqu'en 1549, affectée sur sept journaux de terre, situés dans la banlieue de cette ville

La sœur Barbe de Berly en était la supérieure en 1634. Le 24 janvier de cette même année, elle donna à Jehan Gressier, à titre de bail à loyer, les sept journaux de terre dont il est parlé ci-dessus (1).

Les deux dernières religieuses qui dirigeaient cet hôpital, moururent en 1645, et furent enterrées dans la chapelle (2).

Cet hôpital, souvent dévasté par les guerres, mais non entièrement détruit, ne pouvant plus servir à sa destination, Mgr François Perrochel, évêque de Boulogne, en fit alors un presbytère qu'habitèrent MM. Wyart et Pluart, curés de la paroisse (3).

Les revenus bien minimes que cette maison possédait furent alors réunis à ceux de l'hôpital-général de Boulogne, pour l'entretien des pauvres qu'on y recevait et qu'on y occupait à différents ouvrages, et des sœurs qui étaient chargées de l'instruction des enfants des matelots (4).

Cette propriété fut vendue, en 1790, comme bien national.

Dans cette rue, se trouvait anciennement un vaste établissement désigné dans les archives de la ville, sous le nom de *Hurengueresse du Bras de saint Josse* (5). M. Osmont, curé

---

(1) Minutes de Me Meignot, notaire, à Etaples.

(2) Cueilloir de la paroisse, f° 109.

(3) Cueilloir de la paroisse, f° 50 et 100. — *Almanach de Picardie*, de 1766.

(4) Luto, f° 17.

(5) Cueilloir de la paroisse, f° 63.

d'Etaples, en 1694, nous apprend qu'il existait autrefois à Etaples, comme à Boulogne, plusieurs de ces établissements (1).

Ces maisons où l'on sale et où on enfume le hareng, n'ont jamais cessé d'exister dans ces deux localités. La seule différence avec les temps anciens est qu'on ne les désigne plus sous le nom de *Harenguerresse*, mais sous celui de *Coresse*. Cette maison appartenait à la haute et puissante dame Marie-Madeleine des Essarts, marquise de Magneux, dame de la Pature (2).

En 1580, on remarquait dans cette rue la *Maison Saint-Crépin* et celle de l'*Escu de France* (3), faisant le coin de la *rue de Montreuil*.

Rue de la Boucherie.

Cette rue, qui commence à la *rue du Petit-Pèlerin* et finit à celle de *Notre-Dame*, doit son nom à la boucherie qui s'y trouvait.

On sait qu'autrefois on ne confiait qu'à des hommes spéciaux et placés sous la surveillance des magistrats, le droit d'abattre les bestiaux et d'en vendre la chair. Ces familles, une fois vouées à leurs fonctions, y demeuraient irrévocablement attachées sans pouvoir en être dispensées par aucun privilége (4).

Aussi il y avait à Etaples un certain nombre de familles

---

(1) Cueilloir de la paroisse, fᵒ 79. — Cueilloir de la chapelle du Saint-Sacrement, fᵒ 12.

(2) Minutes de Mᵉ Lartizien, notaire, à Etaples, 11 novembre 1703.

(3) Cueilloir du Saint-Sacrement, fᵒ 4. — Cueilloir de la paroisse, fᵒ 13, 58.

(4) *Les Rues d'Arras*, par MM. d'Héricourt et Godin.

chargées du soin d'acheter les bestiaux, afin d'en avoir toujours une provision suffisante pour la subsistance de la ville, et d'en débiter les chairs dans les boucheries (1). De là la puissance et la richesse de cette corporation unie par les liens de la parenté, dont les membres se mariaient toujours entre eux et exerçaient héréditairement le même métier.

Ce furent les sieurs Bernard et Caloin qui obtinrent la « permission d'exercer l'état de boucher en se conformant » aux lois, » privilége qui se renouvelait à chaque progéniture, comme le constate le registre aux arrêtés municipaux de la ville d'Etaples.

Arras a aussi sa *rue des Boucheries.*

Rue de Camiers.

Cette rue, qui est la continuation de la *rue Notre-Dame* et en même temps parallèle à celle du *Havre*, conduit directement au village de Camiers dont elle tire le nom.

En quittant la *rue de Camiers*, on entrait dans les garennes d'Etaples qui faisaient autrefois partie du domaine du roi. Cette propriété était louée, en 1648, 950 liv. par an, avec quelques charges en nature (2). On trouve dans une lettre-patente du 30 janvier 1605, portant nomination d'Ambroise de Rocquigny commandant du château d'Etaples, en quoi consistait une partie de ces charges : « et en outre en faveur » de laditte lieutenance, luy avons accordé et accordons, » par une patente, tant la quantité de deux mesures de bois » spécialement affectées à nostre estat de gouverneur dudict » Estappes, que le nombre de douze douzaines de lappins

---

(1) *Traité de police*, t. 11, p. 1203.
(2) Minutes de Mᵉ Meignot, notaire, 8 décembre 1648.

» que nostre fermier de la garenne dudict lieu nous est tenu
» fournir par an, oultre et par-dessus le prix porté par le
» contrat de sa ferme. »

Pour arrêter le progrès des sables qui commençaient à envahir la garenne d'Etaples , il fut ordonné par lettres-
patentes du 4 mars 1608 de planter des hoyats sur les
parties découvertes. Ces travaux furent terminés en 1619 ;
mais l'entretien ayant été interrompu, les sables envahirent
de nouveau la garenne. Un procès-verbal du 10 avril 1689,
déposé en l'étude de Mᵉ Meignot, notaire à Etaples, rapporte
cet événement en ces termes :

« La garenne d'Etaples est accablée de sables par la rigueur
» des grands vents qui règnent depuis huit jours avant le
» caresme. Les lappins ont abandonné ladite garenne. La plus
» grande partie a été étouffée dans les esviers. Les pelotons
» couverts d'herbes, où les lappins cherchoient leur nourri-
» ture sont couverts de sables. Lesdits lappins ne peuvent plus
» persister dans la garenne tant que les sables l'envahiront.
» Ils ne peuvent plus produire de petits, les embouchures
» et les esviers estant couverts et remplis de sables. »

Quelques mois plus tard, les sables se déplacèrent de nouveau, et, poussés par les vents d'ouest, ils finirent par ensevelir totalement le village de Rombly en 1689. Pour prévenir
de nouveaux désastres, le département alloue tous les ans une
somme de 1,500 à 3,500 fr. pour la plantation des dunes de
la Canche.

Cette garenne fut vendue en 1810 par l'Etat à M. de Rocquigny du Fayel, qui y a fait construire une ferme que les
habitants nommèrent la Folie. Aujourd'hui une belle dis-
tillerie de topinambours, mue par la vapeur, fonctionne dans
cette garenne, sous la raison commerciale Delbetz et Cie.

Au-dessus de cette ferme, et en suivant le cours de l'eau, se trouve un vaste terrain que M. de Rocquigny a mis à découvert jusqu'à l'ancien sol caché sous les sables. Des labours successifs ont amené à la superficie une infinité de pièces romaines que les habitants ramassaient et vendaient à vil prix sans en connaître la valeur. Cette terre fut nommée par eux *la Pièce à Liards*.

La Société des Antiquaires de la Morinie fit fouiller cette partie de garenne. Ces fouilles furent l'objet d'un rapport de M. Marguet, constatant la découverte de quarante-trois fondations de maisons, de vases en terre, de tuiles, de médailles, de figurines, etc., etc. (1).

M. Marguet, après avoir fait la description de ces objets, termine son rapport en disant que ces constructions remontent à l'époque gallo-romaine. « La richesse des objets » trouvés démontre que ce lieu ne devait pas être habité par » de pauvres gens, car ils n'auraient pu avoir en leur possession des vases, des bagues, des épingles et des agraffes » d'une si grande valeur. » Aussi pense-t-il, sans l'affirmer, que là sont les ruines de *Quentowic*.

Ces fouilles furent continuées en **1842** et amenèrent la découverte de soixante-deux nouvelles fondations de maisons, de plus de trois mille médailles en argent ou potin comprenant trente-sept empereurs, à partir d'Adrien, qui régnait en **117** jusqu'à Quietus qui prit la pourpre en **260**. On trouva encore des vases, des fibules, des bagues, des hameçons, des socs de charrue, des hachettes, des anneaux, des chaînes, une

---

(1) *Mémoire de la Société des Antiquaires de la Morinie*, séance du 20 décembre 1841. vol. VI, p. 191.

figurine, une balance dite romaine, et d'autres objets de l'époque gallo-romaine.

Ces fouilles furent l'objet d'un rapport de M. Louis Cousin, dans lequel il dit qu'après avoir cherché partout l'emplacement de Quentowic, il est forcé de le mettre à Etaples ou sur son territoire, sur la rive droite de la Canche.

Mais cette opinion ne put être émise sans rencontrer d'obstacles, et quand l'abbé Robert prétendit que Quentowic était sur la rive gauche (1), M. Louis Cousin démontra, dans une notice sur l'emplacement de Quentowic (2) combien l'opinion de M. l'abbé Robert était erronée, et il fit jaillir si facilement la vérité de ses écrits, qu'il nous est impossible d'insister plus longtemps sur ce sujet, et que la meilleure manière de s'éclairer est de consulter son ouvrage.

Dans la rue de Camiers, on remarquait autrefois une maison portant pour enseigne *la Rose*. Elle fut donnée à bail à cens par Adrien Veuillaume, prévost de la chapelle du Saint-Sacrement, à Thomas Bayard, le 15 juillet 1538, au prix de VIII sols de rente annuelle (3).

Rue du Château.

Cette rue, qui commence à la *rue de Boulogne* et se termine à celle du *Puits d'Amour*, doit son nom au château d'Etaples, dont nous avons publié l'histoire en 1855. Le château d'Etaples (Quentowic) fut construit vers 284, en même temps que les forteresses de Sangatte, Ambleteuse,

---

(1) *Emplacement de Quentowic, Mémoire de la Société des Antiquaires de la Morinie*, t. VIII, p. 510.

(2) *Mémoire de la Société des Antiquaires de la Morinie*, t. IX, p. 253.

(3) Archives de la ville, extrait du Livre noir.

Hardelot, etc., ce qui ferait de Mathieu d'Alsace non un fondateur , mais un restaurateur. Ainsi que le château d'Hardelot , il avait été construit pour repousser les invasions des Normands , puis rétabli par un prince dont on connaît le nom et l'histoire. Ce fut pour Hardelot, Philippe Hurpel , comte de Boulogne et pour Etaples , Mathieu d'Alsace.

Il obtint en 1172, de l'abbaye de Saint-Josse, la concession du terrain sur lequel il réédifia ce château, et voici la charte qui fut donnée à cette occasion :

« Moi, Mathieu d'Alsace, comte de Boulogne, je fais savoir
» à tous présents et à venir, qu'en échange de la terre sur
» laquelle s'élève le château d'Etaples, et pour le salut de
» mon âme et celle de mes ancêtres, j'ai donné et concédé
» à Dieu et à saint Josse, et aux Abbé et Frères qui les
» servent en cette abbaye, dix mille harengs qui devront
» leur être payés chaque année à perpétuité, à Boulogne,
» s'il y en a, ou à Calais, s'il en manque à Boulogne. De
» leur côté, l'Abbé et l'église de Saint-Josse m'ont abandonné
» ce même terrain sur lequel, comme il est dit, s'élève le
» château avec la terre joignant ledit château et qui est de
» la juridiction de Saint-Josse. Et, afin que cet échange de-
» meure à perpétuité ferme et irrévocable, je l'ai fait re-
» vêtir de l'autorité de mon sceau. Fait en l'an de l'Incar-
» nation du Verbe, 1172.

» Cette concession a été faite à Saint-Josse, en perpétuelle
» aumône, dans l'église et sur l'autel de Saint-Josse , en
» présence des Frères et d'un grand nombre de mes compa-
» gnons et de mes chevaliers, puis reconnue et confirmée
» à Desvres, en présence de mes barons et de plusieurs
» chevaliers , savoir : Pharanne de Tingry , Beaudoin de

» Cayeux, Elie de Doudeauville, Clarembauld de Thiem-
» bronne, Guy de Bellebrune, Beaudoin de Colesbert, Guy
» Dailor, Beaudoin Delens, de Level, Philippe de Fordinns et
» plusieurs autres chevaliers et vassaux... scellé (1). »

En 1193, la flotte du roi Philippe était amarrée au port
d'Etaples, sous les murs du château : c'était à cette époque
un port célèbre (1).

En 1340, dix vaisseaux armés en guerre mirent à la voile
sous les remparts de ce château, pour se joindre à la grande
armée navale qui succomba à la bataille de l'Ecluse, le 24
juin 1340 (2).

En 1492 le château d'Etaples fut choisi pour la conclusion
d'un traité de paix entre Henri VII, roi d'Angleterre, et
Charles VIII, roi de France (3).

Dom Grenier assure que Sigismond visita le château
d'Etaples en 1415, que François Ier y coucha le 27 juin 1520,
et que Louis XIV s'y promena le 26 mai 1637.

1595. Les ligueurs s'étant emparés de la ville d'Etaples,
après que le gouverneur Campaigno se fut embarqué avec
sa garnison pour aller au secours de Boulogne, Du Bernet,
gouverneur du Boulonnais, se décida à tenter la reprise
d'Etaples. Dans les premiers jours de janvier, il partit pour
cette expédition, accompagné de Michel Patras de Campaigno,
son lieutenant, d'une partie de la noblesse et de douze cents
hommes d'élite. Il s'empara d'abord de la ville, que la garnison abandonna pour se réfugier dans le château.

---

(1) *Cartulaire de Saint-Josse.*
(1) *Histoire de Boulogne et de son comté*, par Philippe Luto, ms.
(2) *Abrégé des Annales du commerce de mer d'Abbeville*, par Traullé.
(3) Archives impériales, J. 648, nº 17, 18, 19.

Hist.   4

Il essaya de parlementer. Jean Caloin, chargé de sommer les rebelles de se soumettre à l'obéissance du prince, s'avança jusqu'au pont-levis pour exercer sa commission. Ayant vu tirer sur lui, il se jeta à l'une des chaînes de ce pont, qu'il avait autrefois remarquée faible, la rompit par ses secousses réitérées et fournit par là au commandant le moyen de s'emparer du château. Il s'applaudissait déjà de la réussite de son dessein, quand un coup de fauconneau le renversa mort sur le pont (1). Au même instant un coup de mousquet, tiré des remparts, atteignit Du Bernet en pleine poitrine et le renversa sans vie. Ce malheur inattendu mit le désordre parmi les assiégeants. Campaigno courait de rang en rang et s'efforçait de rallier les soldats. Il les conjurait de profiter de leurs premiers succès pour venger la mort de leur commandant ; mais ses efforts furent inutiles, tout ce qu'il put obtenir d'eux, c'est qu'ils fissent assez bonne contenance pour empêcher les assiégés de troubler leur retraite. Puis, ayant réussi à s'emparer du corps de Du Bernet, malgré le feu vif que les rebelles faisaient pour s'y opposer, il le fit

(1) Etaples est la patrie de Jean Caloin, surnommé le Fort, le Robuste et le Bien-disant, père de Pierre, aussi le Fort. Le premier vivait dès le XVIᵉ siècle. Il s'était rendu à Boulogne, après que les ligueurs se furent emparés de son lieu natal. Il s'attacha particulièrement au commandant qui s'en servit utilement dans les diverses négociations auprès des mécontents du pays, dont il affermit et ramena plusieurs dans le devoir et au parti de Henri III.

Son fils, Pierre Caloin, prouva son courage et sa générosité dans le soulèvement survenu le 4 juin 1634, à Montreuil, à l'occasion de la translation des reliques de saint Wulphy, en défendant la personne de M. de Caumartin, évêque d'Amiens. Il y perdit la vie avec son frère.

Il y a encore à Etaples beaucoup de leurs descendants, en qui la force du corps est comme héréditaire. — (Dom Grenier, paquet 2, nᵒ 17.)

placer sur un brancard et transporter à Boulogne, en l'escortant à la tête de ses compagnons d'armes désolés.

En 1614 le château d'Etaples fut détruit, ainsi que la plupart des châteaux-forts du Boulonnais, par les ordres de M.-P. de Campaigno, après sa victoire sur les troupes des princes qui s'étaient ligués pour empêcher le mariage de Louis XIII avec Anne d'Autriche. Ces ordres furent donnés afin d'empêcher les révoltés de se réfugier et de se défendre dans ces châteaux, comme les ligueurs l'avaient fait sous Henri III (1).

En 1734, Louis XV, voulant récompenser les bons services de M. Dutertre d'Ecuffen, ancien garde du corps de Sa Majesté, capitaine invalide, pensionnaire du roi, domicilié à Etaples, délivra des lettres-patentes en vertu desquelles il lui fit présent du château d'Etaples en ruines et en masures, et de toutes ses dépendances (2).

Le château d'Etaples et ses dépendances furent vendus en 1792, comme propriété nationale. C'est à cette époque que commença sa destruction. Les acquéreurs en opérèrent la démolition et en vendirent les matériaux qui servirent à faire des digues sur les molières de la rive droite de la Canche.

Voici la liste des gouverneurs du château d'Etaples dont nous avons pu retrouver les noms.

1276. Sire d'Aumont.

1402. Jehan Blondel, seigneur de Longvillers.

1547. Antoine Escallin d'Ematz, seigneur, baron de la garde, capitaine des galères de François Ier.

1558. Claude de Hodicq, dit Courteville.

(1) Abot de Bazinghem.
(2) Archives impériales. Section domaniale, Q, 922.

1577. Michel Patras de Campaigno.

1580. Pierre de Tourhenette du Halde, chevalier du Roi, baron d'Avrilly, seigneur d'Armanvillers, Longvillers, Recques et Marquise.

1588. Messire Charles d'Elson, chevalier, sieur de Crouy.

1590. Michel Patras de Campaigno.

1591. De Louvigni, seigneur d'Etréelles.

1593. Robert de Rocquigny, écuyer, seigneur de Pallecheul, du Fayel, d'Etaples, de Camiers et d'autres lieux, gentilhomme du Roi, capitaine de ses gardes.

1595. Boisrozay.

1601. Louis du Carlier, chevalier, seigneur de Magnier.

1605. Pierre de Béringhem, conseiller et premier valet de chambre ordinaire du Roi.

1608. Louis de Belloy, seigneur de Beaumery, gentilhomme de la maison de la Reine.

1613. Jean de Monchy, seigneur de Montcavrel, de Sempy et d'Aubempré, chevalier des ordres du Roi et son conseiller.

Jusqu'à 1635, Etaples avait toujours eu un gouverneur particulier. C'était M. de Montcavrel; et M. de Hocquincourt, son frère, l'était du Monthulin. Le Roi, craignant que ces deux gouverneurs ne vinssent en mauvaise intelligence avec le gouverneur du Boulonnais, et que cela ne divisât trop les forces, comme on le vit du temps de la Ligue, jugea à propos de réunir ces deux gouvernements au chef-lieu de la province (1).

1636. Antoine d'Aumont de Roche-Baron, marquis du

_____

(1) Ms. n° 250 de la *Bibliothèque de l'Arsenal*, à Paris.

Villequier, gouverneur du Boulonnais, de Boulogne, d'Etaples et de Montreuil.

Ce gouverneur et ses successeurs eurent sous leurs ordres, en qualité de commandant de la ville et du château d'Etaples :

1636. Antoine Le Roy, écuyer, sieur du Quesnel, décédé en 1647.

1647. Antoine de Guizelin, seigneur de Fromessent, jusqu'en 1664.

1665. Bernard d'Oudegant, marquis, seigneur d'Humières.

1702. Jean de Monchy, seigneur de Montcavrel jusqu'en 1734.

En 1847, la Compagnie du chemin de fer devint propriétaire de la haute cour et de ses dépendances. Elle en fit extraire les décombres nécessaires aux remblais de cette ligne.

L'enlèvement de ces matériaux mit alors à découvert deux fondations superposées, l'une remontant à l'époque Gallo-Romaine, renfermant des vases, des objets de toute espèce, et des monnaies depuis Gordien jusqu'à Constantin, c'est-à-dire de 237 à 455. L'autre fondation remontait au moyen-âge, et offrait des boulets, des fragments de sabres, d'épées, de baïonnettes et quelques monnaies des rois de France et d'Espagne.

Rue du Chaudron.

Cette rue commence à l'extrémité de la *rue de Montreuil* et finit à celle du *Cimetière*.

Le cueilloir de la chapelle du Saint-Sacrement fait mention d'une maison située dans cette rue ayant pour enseigne *Les Chaudières*, pour laquelle Jean Trachart payait une rente annuelle de xxx sous.

Il est vraisemblable que ce nom avait été donné à cette rue, parce qu'elle était autrefois habitée par des chaudronniers dont le principal commerce consistait à donner en location des chaudrons aux pêcheurs, qui s'en servaient pour teindre les filets que confectionnaient leurs femmes et leurs enfants.

Aujourd'hui les filets se teignent généralement dans des établissements spéciaux, en sorte que les marins n'ont plus besoin de se procurer les ustensiles nécessaires à cet usage.

Rue du Chœur.

· Cette rue, qui commence *rue Notre-Dame* et finit à celle de *Saint-Pierre,* est ainsi nommée parce que le chœur de l'église de Notre-Dame-de-Foi se trouvait antérieurement contre le pignon de cet édifice qui s'élevait à l'entrée de cette rue.

L'encadrement de la fenêtre qui éclairait le chœur de cette église existe encore. Il est formé d'une moulure en pierre blanche du style ogival. Cette fenêtre a 7 m. de hauteur sur 2 m. 20 c. de largeur.

Rue du Cimetière.

Cette rue commençait à la *rue du Puits-d'Amour* et aboutissait au cimetière de l'église Saint-Michel.

A l'époque de la grande armée, ce cimetière devint insuffisant. Aussi, d'après l'ordre du maréchal Ney, commandant en chef l'aile gauche de l'armée qui devait s'embarquer dans le premier corps de la flottille amarrée au port d'Etaples, le conseil municipal, sur l'avis du médecin en chef du 7 mai 1805, supprima les sépultures et décida que les inhumations auraient lieu sur l'emplacement du vieux château (1).

---

(1) Registre aux délibérations 3 mai 1806.

On ne laissa dans l'ancien cimetière aucune pierre tumulaire, et on y planta des arbres pour en rendre l'aspect moins triste.

Cette rue était remarquable par une très spacieuse maison avec jardin nommée l'*Hôtel d'Angelle*. Elle servait autrefois de presbytère. Il est probable que l'église n'en était pas propriétaire, car elle ne l'aurait pas laissé tomber en ruines (1).

A côté de l'*Hôtel d'Angelle* se trouvait une maison avec un vaste jardin, « arrentée au roi, appartenant aux Briamans (2). »

M. Henri (3) fait de ce mot un dérivé de la langue celtique et l'équivalant de mesureur : *Bria*, mesure, *man*, homme.

A Boulogne, les Briamans formaient une corporation d'ouvriers que l'on employait dans le commerce des boissons, à descendre en caves les vins, l'eau-de-vie, l'huile et le vinaigre, à les en retirer et à les charger sur des voitures. A Etaples, ils étaient employés aux chargements et aux déchargements des navires qui abordaient au port et au mesurage des marchandises.

Ils avaient formé entre eux une confrérie sous le nom de saint Jean-Baptiste.

En 1608 l'échevinage voulut porter atteinte à leur privilége. Ils protestèrent contre l'ordonnance des échevins, et signèrent, le 30 avril de la même année, un compromis en l'étude de Mᵉ du Haillier, notaire à Etaples, dont voici un extrait :

« Furent présents et comparants : Sire Pasquier Reculte, » curé de la paroisse, Guy Delobel, Jehan Delastre, Jehan » Fourré, Isaacq de Saint-Martin, Claude Nacart, Jean Gres- » sier, Anthoine Lardé, Pierre Buée, Hector Blondin, Adrien » Blondin, Toussaint Ringot, Claude Gaudin, Noël Maquin-

(1) Cueilloir de la paroisse, fᵒ 109.
(2)   id   id   fᵒ 110.
(3) *Essai sur l'Histoire de l'arrondissement de Boulogne.*

» ghen, Philippe Coquet, Robert Delobel, Jehan Cellier,
» Pierre Leprestre, Nicolas Baïart, Jehan Jolly, Guillaume
» Maresville, Jehan Josset, Gérémie de Bisson, Nicolas Obillet,
» Anthoine Duquesne, Josse Machart et Jehan Lallier, tous
» confrères de la confrérie de monsieur saint Jean-Baptiste ;
      » En présence du notaire royal soubzsigné, sont comparus
» lesdits confrères dénommés, lesquels ont promis et eulx
» submis chacun en leur regard, l'ung pour l'aultre et chacun
» pour le tout, sans division ni discussion, renonçant au
» bénéfice d'iceulx, de contribuer aux frais et despends qu'il
» leur conviendra pour faire wider l'ordonnance et deffense à
» eulx ce jourd'huy faict par M. Lesne, mayeur premier de
» ceste ville d'Etappes, de charrier avecq leurs charrettes et
» chevaux quelques sortes de marchandises que ce soit pro-
» venant des vaisseaux estant sur le havre de ceste ville,
» encore que de tous tems il leur eust été permis de faire me-
» surer. Que celuy quy sera nommé d'entre eulx pour faire
» lesdittes poursuites, lui rendre et rembourser ce qu'il aura
» exposé de frais pour ce faict, soubz l'obligation de tous
» leurs biens et héritages... »

Les Briamans obtinrent la révocation de l'ordonnance précitée. Ils usèrent de leur privilége. En 1727, M. Dauphin,
mayeur d'Etaples, voulut les obliger à réduire le prix du
transport du sel de vii sous vi deniers qu'ils percevaient à
vi sous, attendu que la mesure était plus petite qu'autrefois.

Ils protestèrent de nouveau et passèrent un acte chez
Mᵉ Lartézien, notaire à Etaples, le 2 août 1727, dont voici un
passage :

« Ils déclarent ne vouloir acquiescer à ce nouveau tarif ni
» contrevenir à un usage qui a été faict depuis un tems immé-
» morial ; et, pour éviter à toutes difficultés qu'ils pourroient

» avoir ensemble, ils conviennent qu'aucun d'eux ne charrie-
» ra plus au havre à moins qu'ils ne soient païés de leurs
» droits ordinaires ; et que ceux qui charrieront sans le
» consentement du sieur Marc Durier, leur maître, auront
» leurs chevaux, charrettes confisqués et vendus au profit de
» la chapelle de leur confrérie, érigée depuis si long-temps
» par les dommages et intérêts d'icelle, qu'ils sont obligés de
» l'entretenir, ce qui ne peut se faire sans leur concours, ne
» la voulant abandonner... »

Le jour des brandons, les Briamans recevaient une gratifi-
cation de la ville (1).

Rue des Cronquelets.

Cette rue commence à la *rue du Chœur*, et finit aux *Cronquelets* dont elle tire son nom.

A l'extrémité de cette rue s'élève un monticule d'une assez
grande étendue, connu depuis un temps immémorial sous le
nom de *Cronquelets*. Sa hauteur moyenne est d'environ 4 m.
Il paraît avoir été fait de main d'homme. Il est composé
de couches horizontales et successives de terre, de sable et de
coquillages ayant 20 cent. d'épaisseur. Il a une analogie parfaite avec le *Mont-à-Baudet*. Ce terrain est aride et infertile.

Au moyen-âge, ce monticule avait été approprié pour la
défense de la ville. En 1746, ce terrain, qui faisait partie du
domaine royal, fut vendu à Pierre et Nicolas Bonvoisin par
Charles Dauphin d'Halinghen, conseiller du roi en la sénéchaussée du Boulonnais, et engagiste des domaines royaux,
situés en la ville d'Etaples (2).

---

(1) Compte de l'argentier, 1641.
(2) Minutes de Me Becquet, notaire à Etaples.

Hist.   5

En 1852, les Cronquelets furent l'objet d'une communication de M. Pigault de Beaupré, à la société des Antiquaires de la Morinie, dont voici un extrait (1).

« L'état, ayant eu besoin de terre pour faire les remblais
» du quai d'Etaples, on songea de préférence à prendre les
» matériaux sur les Cronquelets.

» Les fouilles ayant mis perpendiculairement à découvert
» à peu près la moitié du terrain, il me fut facile de recon-
» naître un monument funèbre, composé de couches horizon-
» tales et successives de glaise ou terre naturelle, de sable et
» de coquillages purs de tout sable, ayant de 20 à 25 cent.
» d'épaisseur.

» Au centre on voyait plusieurs couches de charbon de
» bois formant des lignes presque horizontales, et dans les-
» quelles se trouvaient des débris rouges et noirs de poteries
» gallo-romaines, ce qui suffisait pour laisser entrevoir
» l'époque de sa construction.

» Le doute n'était plus permis, et, selon moi, je le répète,
» le tumulus est reconnu, car on ne saurait attribuer au
» hasard une telle agglomération de couches régulières de
» sable et de coquillages placés avec tant de soin ; et
» les débris ci-dessus, ainsi qu'une assez grande quantité de
» fragments de cuivre et de fer, de boucles, de garnitures de
» fourreaux de sabres et de poignards, démontrent assez que,
» suivant l'usage des temps reculés, on avait jeté dans le
» bûcher les armes et les ustensiles qui avaient appartenu
» au défunt. » La notice de M. de Beaupré suggéra à
M. Labours, de Doulens, l'idée de faire des recherches sur
l'étymologie du mot *Cronquelet*.

---

(1) *Bulletin historique*, 4e livraison, 1852, page 112.

« Le monument dont il s'agit appartient, selon M. Labours,
» non à l'époque gallo-romaine, comme le prétend M. de
» Beaupré, mais bien au temps profondément reculé où les
» Phéniciens établirent des comptoirs sur nos côtes. L'*aridité*
» absolue et par conséquent *factice* qui distingue le tertre
» dont il s'agit est toujours, selon moi, une sorte d'allégorie
» dont il n'est pas impossible de découvrir le sens ; et le mo-
» nument religieux qui doit avoir existé là, dès l'antiquité la
» plus reculée, se réfère probablement à un culte dont l'une
» des conséquences a été de donner à l'antique Quentowic le
» nom d'Etaples. »

Rue de l'Eglise.

Voir *rue des Lombards*.

Rue Grand-Pierre.

Cette rue commence à la *rue de Montreuil* et finit à celle de
l'*Abreuvoir*.

Elle doit son nom à un propriétaire qui possédait une
maison assez vaste dans ce quartier de la ville.

On remarque dans cette rue une porte-cochère, donnant
entrée à une raffinerie de sel, et sur le cintre de laquelle se
trouve une pierre sculptée représentant un arbre formé de
lettres romaines avec deux rosaces sur les côtés et la date
de 1577. (Pl. II. fig. 2.)

Ces lettres donnent sans doute le nom du propriétaire qui
a fait construire cette maison.

Rue du Havre.

Tel est le nom d'une des principales rues de la ville, qui
s'étend de la place au rivage.

On la désigne aussi sous le nom de *rue des Matelots*, parce qu'elle est presque entièrement habitée par la classe maritime.

Le havre d'Etaples comprenait autrefois la partie du port depuis les remparts jusqu'à l'embouchure de la baie.

Ce rempart était percé d'une porte qu'on appelait la Porte du Havre. Les archives de la ville en font mention en 1667 (1), dans des contrats de rentes relatives à des maisons qui attenaient à cette porte.

En sortant de la ville par la rue du Havre, on arrive au Pli de Camiers et à la Pointe de Lornel, Lhornès, Hornez.

Dans la notice de l'empire romain rédigée au commencement du Ve siècle sous Honorius et commentée par Pancirole, on voit qu'il y avait une division d'une flotte romaine commandée par un préfet maritime, stationnée dans la *baie de Canche à Hornez* (*in loco Quantensi sive Hornensi*).

Ce mot *Hornensi* conservé à la Pointe de Lornel, formant l'extrémité de la Canche, ne laisse aucun doute à ce sujet.

En étudiant la marche des sables que la mer jette sur le rivage, pour les livrer aux vents d'ouest qui les accumulent dans les endroits où ils peuvent pénétrer, il est certain que la Pointe de Lornel ne dépassait pas le Pli de Camiers.

Là on remarque encore les traces d'un immense bassin naturel par où s'écoulent les eaux de l'étang de Camiers, lorsqu'elles sont trop abondantes.

Le bassin a disparu, la mer s'est retirée, et la Pointe de Lornel s'est allongée jusqu'à l'emplacement de son phare actuel.

M. Louis Cousin, dans le rapport des fouilles qu'il fit en 1842, et dont nous avons déjà parlé, dit :

---

(1) Compte de l'argentier, 1667.

« Douze maisons ont été découvertes dans une autre plaine
» de sable d'une vaste étendue, sise au nord, près du lieu
» nommé le *Pli de Camiers*. Ces bâtiments étaient généra-
» lement plus petits que ceux qui étaient au midi. Ils sont
» parallèles à un chemin. »

Dans une notice que ce même écrivain vient de publier
sur trois voies romaines du Boulonnais, il cite une route de
Boulogne à Etaples, à partir du hameau d'Isque se conti-
nuant par Bellefontaine, Dânes et Camiers jusqu'à Etaples (1).

D'après ce qui précède on peut en conclure que c'était là
le *Locus Hornensis* des Romains, qui pouvait communiquer
par une voie de terre avec la flotte qui stationnait aussi en
même temps à Gesoriac (Boulogne), et avec Quentowic
(Etaples).

Au nord de la baie d'Etaples, sur la plage, on trouve dans
le sable à une profondeur qui varie de deux centimètres à
plusieurs mètres une couche de sable bitumineux, mêlé
de bois fossile et de débris de plantes dans les endroits où
cette couche est près de la surface. Ces bois fossiles sont semblables à des troncs d'arbres. Ce combustible, retiré de la
baie, exposé au soleil, devient très dur et brûle facilement.

Le droit d'extraire cette espèce de tourbe a été concédé
par l'Etat aux communes d'Etaples et de Camiers, en faveur
des pauvres de ces communes, au prix de 40 fr. de rente,
par bail, dont le renouvellement vient d'avoir lieu en 1859.

M. Lens, conducteur des ponts-et-chaussées, a fait présent
au musée de Boulogne, d'une machoire et d'ossements, paraissant avoir appartenu à des animaux antédiluviens, qui
ont été trouvés en cet endroit.

---

(1) *Mémoire de la Société dunkerquoise*, 1859, p. 419.

Je possède aussi des os de baleine et une vertèbre de re-
quin provenant du même lieu.

M. Baude, dans une savante notice sur le Pas-de-Calais,
s'exprime ainsi en apercevant la Pointe de Lornel (1).

« Au débouché du vallon creusé dans les dunes, par l'émis-
saire de l'étang de Camiers, on découvre une vaste plage
grisâtre, bornée au sud-ouest par un autre rideau de dunes.
C'est la baie d'Etaples à mer basse. Rien n'est sinistre comme
l'aspect de cette plaine de sable humide, encadrée dans des
montagnes de sable sans habitants et sans verdure. Aucune
côte n'a vu plus de naufrages que celle derrière laquelle se
replie l'embouchure de la Canche.

» En arrivant à la limite de la haute mer, nous nous
heurtons contre une pièce de la carcasse du *Conqueror* qui
attend là qu'un autre naufrage jette auprès d'elle le complé-
ment du chargement d'une chaloupe.

» Le *Conqueror* était un magnifique vaisseau de la Compagnie des Indes. Il revenait de Calcutta et touchait au terme
d'un long voyage. Le 15 janvier 1843, avant le jour, le canon d'alarme se fait entendre à Etaples, au milieu de la pluie
et des vents. La population, guidée par les coups qui se
succèdent se porta vers la Pointe de Lornel, et l'on aperçut,
à la sombre clarté du jour naissant, un navire dont l'avant
avait donné dans le sable. La dunette s'élevait seule au-dessus
des flots, et 150 malheureux s'y pressaient, tendant leurs
bras, les uns vers la terre, les autres plus instruits vers le
ciel. Nos gens firent des efforts inouïs pour établir des moyens
de sauvetage. Cependant la mer montait, le vent d'ouest
roulait d'énormes lames et chacune d'elles balayait un rang

----

(1) *Revue des Deux-Mondes.*

de naufragés. Il en vint une plus forte que les autres, et quand elle étala, le groupe avait disparu, la dunette était déserte. Un seul homme fut jeté sur la plage : c'était un domestique. »

Cet évènement joint à tant d'autres du même genre ont fait décider le Gouvernement à construire deux phares à l'embouchure de la baie d'Etaples. Commencés en juillet 1846, ils ont été allumés le 1er janvier 1852. Ils sont à feu fixe, d'une portée de vingt milles ; à cette distance les navires peuvent estimer leur situation avec une précision parfaite et avant qu'il n'y ait danger pour eux.

Une société humaine du littoral formée à Montreuil le 11 août 1844, a fait construire et meubler un pavillon de sauvetage à la pointe de Lornel ; elle a déjà rendu de grands services aux naufragés.

Revenons maintenant à la *rue du Havre*. En 1581, il y avait dans cette rue une brasserie nommée la *Maison du Chat* (1), et en 1855, la ville établit au centre un marché au poisson. Le droit de place à percevoir sur le poisson frais est fixé à 05 c. le mètre carré.

Le sieur Durier, menuisier, dont l'habitation est en face de ce marché, en faisant creuser les fondations d'une cave, a découvert des murs souterrains, des mortiers en pierres et une marmite en cuivre à laquelle adhérait encore de la paille brûlée. Ces objets sont de l'époque gallo-romaine.

A l'extrémité de cette rue s'élève un Calvaire qui fut planté en 1816. Il est l'objet de la vénération du pays et particulièrement de la classe maritime qui veille à son entretien, au moyen d'offrandes faites par chaque bateau de

----

(1) Cueilloir du Saint-Sacrement. f°.

pêche. C'est encore grâce à cette générosité qu'il vient d'être orné de trois belles statues, représentant la sainte Vierge, saint Jean et sainte Marie-Madeleine, et qui en rendent l'aspect plus imposant.

Rue du Four-à-Chaux.

Voyez *rue Sœurette-Blondin*.

Rue de l'Hôpital.

Cette rue commence à la *rue du Havre* et finit à celle de *Notre-Dame*.

L'espace compris entre les deux rues était autrefois une place sur laquelle se faisait le marché aux bestiaux.

Vers 1730, la ville aliéna ce terrain en se réservant le droit d'y faire une rue, qui fut nommée *rue de l'Hôpital;* et en 1803, on appropria les bâtiments de l'ancienne église Notre-Dame pour y recevoir les malades des marins de la 1re division de la flottille de la Grande-Armée (1).

Rue de l'Horloge.

Cette rue commence à la *rue de Montreuil* et finit à celle de *Bicêtre*.

Elle tire son nom de la tour du Beffroi, appelée *Tour de l'Horloge*.

Cette tour était située dans la cour de l'Hôtel-de-Ville, *rue de Montreuil*, entre l'échevinage et les prisons. Un pan de muraille la défendait du côté de la rivière.

---

(1) Voir l'*Histoire des Eglises d'Etaples*, que nous avons publiée en 1855.

Elle servait au guet de jour et de nuit. En 1580, les habitants étaient obligés de faire ce service, parce que leur ville était frontière par les pays d'Artois et d'Angleterre (1).

La cloche de ce beffroi était destinée à donner l'alarme et à annoncer la réunion du corps échevinal (2). En 1664 elle était habitée par un nommé Clément Laurent (3). Elle s'écroula en 1700. Une partie des grès provenant de sa démolition fut vendue 1,500 fr. en 1768 pour contribuer au paiement des frais d'un procès auxquels la ville avait été condamnée dans l'affaire qu'elle eut à soutenir au parlement de Paris contre le seigneur de Fromessent (4). Le terrain sur lequel s'élevait la vieille Horloge fut vendu au sieur Marlois en 1769 (5).

Rue Jean-Baillet.

Voir la *rue des Archers.*

Rue des Lombards.

Cette rue, qui commence à la *rue de Montreuil* et conduit à l'église Saint-Michel est ainsi nommée parce qu'elle était autrefois habitée par des gens de la Lombardie qui s'y étaient établis pour faire le change des monnaies. Telle est l'explication que nous fournit M. Osmont, curé d'Etaples (6).

Il n'est pas étonnant qu'Etaples, dont le commerce était considérable, ait eu besoin de cette espèce de banquiers pour

---

(1) *Recherches historiques*, par Abot de Bazinghem, page 106.
(2) Archives de la ville.
(3) Compte de l'argentier, 1772.
(4) Registre aux délibérations de 1667.
(5)   Id.   Id.   1800.
(6) Cueilloir de la paroisse, f° 8, 13 et 95.

Hist.   6

faciliter ses relations d'affaires avec les pays étrangers. En voici un exemple :

« Charte-partie, passée par devant M⁰ Meignot, notaire à
» Etaples, le 30 mai 1608 :
» Jehan Barest, conducteur après Dieu du navire nommé
» l'*Ange-Saint-Michel*, du port de ceste ville, ancré à présent
» au havre dudit lieu, confesse avoir eu et reçu comptant de
» honorable homme Claude Lesne, mayeur de la ville d'Es-
» tappes et de Toussaint Wyart, ancien mayeur dudit lieu,
» la somme de dix cens livres en espèces et nobles à la reyne,
» ducatz pollonnois et aultres espèces d'or monnoyés aiant
» cours en la ville de Dansvicq (Dantzick) pour être emploiés
» par ledit Barest à l'achat de six lasts de seigle, mesure dudit
» Dansvicq, que ledit Barest sera tenu prendre, recepvoir et
» mestre dans sondit navire, audit lieu Dansvicq, à droicte
» route, sauf les périls et fortune de la mer, que Dieu garde,
» au port et havre dudit lieu d'Estappes et conduire pour le
» seigneur de Marquieul, gouverneur pour Sa Majesté de la
» ville et citadelle de Monstreuil, et honorable homme Jehan
» Mouilliart, naguère mayeur, sieur dudit lieu. »

Il ne faudrait pas s'imaginer que ces changeurs fussent tous des étrangers ; mais comme la majeure partie venait de l'Italie, on se servait du nom de Lombards pour les désigner. Plus d'une fois ces banquiers furent chassés de la France ; mais la rareté de l'argent et les grandes dépenses des chevaliers les faisaient toujours rappeler. Leur industrie inspirait une défiance d'autant plus juste qu'ils prêtaient sur gages à un taux usuraire.

Aujourd'hui cette rue n'est connue que sous le nom de *rue de l'Eglise* parce qu'elle aboutit à la seule église qui nous reste, dédiée à saint Michel.

Cette église offre les caractères du style roman formé du plein cintre et de l'ogive. La date de sa construction est gravée sur le premier pilier de gauche de la nef, où on lit l'inscription suivante :

$$AN - MIL - qAtO - I-EC -$$
$$FVit - ECCSA - Ab -$$
$$ANgLiS - EDIF TA.$$

Luto (1) dit qu'une colonie d'Anglais, obligés d'abandonner leur patrie vers 983, vint se fixer à Etaples, et que, n'ayant trouvé dans cette ville qu'une petite chapelle, ils y bâtirent une église plus considérable sous l'invocation de l'archange saint Michel.

M. Dumoutier, au congrès scientifique d'Arras, a soutenu que l'ogive a été introduite dans nos contrées du Nord un siècle plus tôt que dans les provinces qui avoisinent Paris (2).

M. de Linas fait remonter au XIe siècle la construction de l'église de Lillers qui est d'une architecture mixte du plein cintre et de l'ogive (3).

M. Terninck a émis la même opinion dans son ouvrage sur l'ancienne cathédrale d'Arras.

Si l'église d'Etaples n'offre plus aujourd'hui les caractères du style roman pur, c'est que le temps n'a pas tardé à les modifier. Les bas-côtés ont été démolis, les fenêtres changées. La voûte du chœur s'est écroulée en 1685, et fut rétablie en 1696. Les boiseries du chœur ont été renouvelées en 1707. Elles sont l'œuvre d'un nommé Crouy. Le tableau du maître-

---

(1) Ms. de la bibliothèque de Boulogne, f° 291.
(2) *Congrès scientifique d'Arras*, 1853 ; tome I, page 149.
(3) Statistique monumentale du Pas-de-Calais, 1850.

autel est une bonne copie de Van Dick, peinte par Pellizar. Les moines de l'abbaye de Saint-Josse en ont fait tous les frais.

L'histoire et la description de cette église ont été publiées par nous en 1855. Nous engageons nos lecteurs à consulter cette brochure pour plus amples détails et pour connaître la vie de Jean Avantage, né à Etaples, et décédé évêque d'Amiens en 1456, dont les armes sont sculptées dans une chapelle qu'il érigea en l'église d'Etaples.

A l'extrémité de la *rue des Lombards* se trouvaient deux maisons à l'usage de presbytères. L'une, nommée la *Maison Coppine* fut habitée par M. Pasquier Reculte, curé d'Etaples en 1608, l'autre, appelée la *Maison de Saint-Marc*, servait de logement à M. du Solon en 1631. C'était selon toute apparence des presbytères à loyer, car chaque ménage payait deux ou trois sous de rente pour leur location. Les curés d'Etaples les ont habitées jusqu'en 1645, époque à laquelle l'hôpital Saint-Louis fut transformé en presbytère (1).

Rue de la Manutention.

Cette rue, qui commence à la *rue de Bicêtre*, tire son nom d'un ancien établissement où l'on fabriquait le pain de munition pour la troupe et les biscuits de mer pour la marine.

Rue des Matelots.

Voir *rue du Havre*.

Rue des Mollères.

Cette rue, qui commence à la *rue de Montreuil* et finit à celle de *Bicêtre*, est le prolongement de la *rue des Lombards* ou *rue de l'Eglise*.

---

(1) Cueilloir de la paroisse, f°s 13, 75 et 109.

Elle doit son nom aux molières de la Canche auxquelles elle conduit directement.

On nomme *molières* les terres provenant des alluvions de la mer ou de la Canche qui sont mouillées tous les jours par le flux de la mer.

Les molières dont il est ici question ont été concédées par l'Etat en 1784 (1).

La construction des ponts du chemin de fer et de la Canche, l'endigage de la baie, produiront tôt ou tard des attérissements que l'Etat pourra vendre pour être convertis en molières.

Rue du Mont-à-Baudet.

Cette petite rue, inaccessible aux voitures, commence au quai et finit à la *rue Sans-Sens*.

Elle doit son nom à un monticule formé de couches de sables et de hénons qui fut construit en même temps que les Cronquelets, pour servir à la défense du port. On l'appelle *Mont-à-Baudet*, parce que, à l'époque de sa construction, on fut obligé d'aller chercher à dos de baudets dans la baie, les matériaux dont il était formé (2).

L'emploi des ânes sur la côte est encore en usage pour le transport à la halle d'Etaples du poisson provenant de la pêche côtière.

Autrefois ces animaux étaient très nombreux dans le pays, car les maréyeurs s'en servaient pour expédier le poisson dans les villes de Montreuil, d'Hesdin, de Saint-Pol et d'Arras.

---

(1) Archives impériales. Section domaniale, Q. 922.
(2) M. Osmont, archives de la paroisse.

Rue de Montreuil.

Cette rue commence à *la Place* et se termine à la jonction des routes départementales de Montreuil et de Boulogne ; elle doit son nom à cette première ville, à cause de sa position topographique.

Au centre de cette rue, se trouvait l'hôtel de l'échevinage, qui existait encore en 1643 (1).

Cette hôtel fut vendu en 1769 (2).

Il ne reste aujourd'hui de ce vaste bâtiment qu'une partie du mur de la façade, dans laquelle on voit l'encadrement d'une porte à plein cintre, surmonté d'une grande fleur de lys en relief (Pl. II, fig. 4), et le pignon situé rue de l'Horloge, au-dessus duquel s'élève une cheminée de forme cylindrique qui remonte au XI° siècle. La lettre P et la date de 1614, figurées par les ancres de la maison, indiquent sans doute une restauration (Pl. III, fig. 4).

La juridiction de l'échevinage d'Etaples remonte à une époque très reculée. Le document le plus ancien de notre connaissance qui constate cette juridiction, est une charte de 1277, donnée par Guillaume II, comte de Boulogne et d'Auvergne, confirmée en 1367, 1470, 1477 et par tous les rois de France jusqu'en 1612.

Etaples avait la nomination de ses magistrats.

L'échevinage se composait d'un mayeur, d'un vice-mayeur, de quatre échevins, d'un procureur du roi, de deux substituts, d'un procureur fiscal, d'un avocat de ville, d'un garde de scel, d'un greffier, de deux huissiers audienciers et de deux sergents à verge.

---

(1) Compte de l'argentier.
(2) Archives de la ville.

ENSEIGNES EN PIERRE.

Planche II.

Fig 1.ᵉʳᵉ

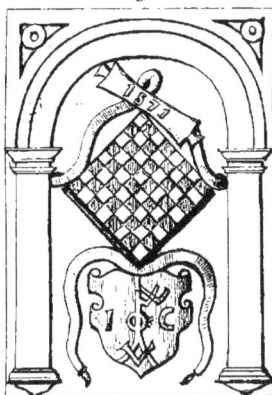

Maison de l'Echiquier

(sur la Place.)

Fig 2.

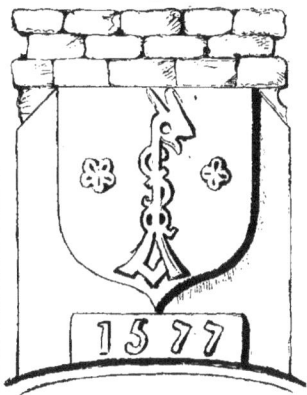

Maison

(de la rue Grand-Pierre.)

Fig 3.

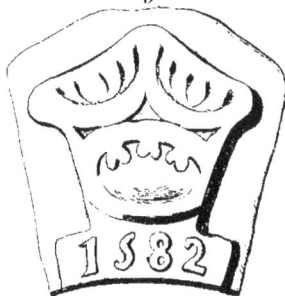

Maison de la Couronne

(Rue de Montreuil.)

Fig 4.

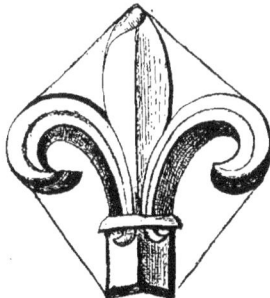

Maison Echevinale

(Rue de Montreuil.)

ALPH LEFEBVRE Fecit.

Lith L. BOILEAU, Amiens.

Le sceau dont faisait usage l'échevinage représentait saint Michel au milieu de deux tourtéraux et de deux coquilles de hénons. Il portait pour inscription : **S. majoris et scabinorum de Stapulis ad causas.**

Le petit sceau représentait une bannière ornée de trois coquilles de hénons, avec ces mots : *Secretum causarum.*

L'hôtel de l'échevinage servait aussi de salle d'audience au bailliage d'Etaples, Choquel et Bellefontaine.

Ce bailliage avait été institué en **1070**, par Eustache II, comte de Boulogne.

Dans toute l'étendue de ce bailliage on se servait de la Coutume locale d'Etaples, et, dans le silence de cette loi, de la Coutume générale du Boulonnais (1).

La *rue de Montreuil* était une des plus remarquables par le nombre des enseignes qui existaient en **1580** : — l'*Hostellerie de Saint-Hubert*, *Saint-Michel*, le *Respy*, la *Teste de Bœuf*, la *Teste d'Or* (2), la *Couronne* (3). On voit encore sur le cintre de la porte d'une maison une pierre de taille où est sculptée une couronne, avec la date de **1582** (Pl. II, fig. 3).

A l'extrémité de cette rue, il y avait un monastère de religieuses du tiers-ordre de saint Dominique. Le **18 juillet 1518**, elles obtinrent de Louis Ier, cardinal de Bourbon, l'autorisation de servir les malades de l'église de Saint-Valery (4). Ce monastère était dirigé par Jeanne d'Ipre

---

(1) Voir pour plus amples détails la *Notice sur l'Echevinage et le Bailliage d'Etaples*, que nous avons publiée en 1856.

(2) Cueilloir de la paroisse, fo 8, 13, 64, 75, 76.

(3) Cueilloir du Saint-Sacrement, fo 9, 10.

(4) *Gallia christiana*, t. X.

et Jeanne-Françoise. C'était un essaim de celui de Thé-
rouanne. Il subsista jusqu'au temps où cette ville fut détruite par Charles-Quint, ce qui les obligea à aller à Au-
male où elles prirent la règle du grand ordre (1).

Au nombre des revenus que possédait ce monastère, se
trouve une donation de sept setiers de blé méteillon,
évalués annuellement à 300 livres, par transaction entre
le Conseil d'échevinage et le seigneur du Fayel, faite en
1556 (2).

Cette donation n'a jamais cessé d'avoir son effet. Elle
se perçoit aujourd'hui au profit du bureau de bienfaisance.

La rue de Montreuil est fermée par la barrière du passage
à niveau du débarcadère du chemin de fer. On traverse la
Canche en cet endroit par un pont qui fait suite à la ligne. Ce
pont, commencé le 1er février, a été terminé le 1er octobre
1847. Sa longueur est de 281 m. 30 c. Sa largeur de 8 m.
Il est composé de quinze arches ayant chacune 14 m. d'ouverture. Il a coûté à la Cie 883,000 fr.

La station d'Etaples est une des plus productives de la
ligne, eu égard à sa population. Ses produits se sont élevés
en 1857, à 163,366 fr. 21 c. tant en marchandises qu'en
voyageurs.

Etaples aura sous peu d'années son chemin de fer à
traction d'Arras à la mer. Cette ville alors, par ses voies
de fer, son pont sur la Canche, son quai et l'endigage
de la baie pourra espérer de devenir un centre plus important et d'avoir un commerce plus considérable.

----

(1) Luto.
(2) Archives de la ville.

Rue Notre-Dame.

Cette rue, qui est la continuation de celle de l'*Abreuvoir*, doit son nom de l'église de *Notre-Dame-de-Foi*, qui était située à l'extrémité de cette rue, dans le quartier des marins, près des *Cronquelets*.

Luto la désigne sous le nom de *Sainte-Marie-du-Kroquet*, parce qu'elle était, dit-il, sur la croupe d'une petite montagne.

Dom Grenier dit qu'elle était originairement dédiée à saint Nicolas.

Ces deux auteurs assurent qu'elle était église paroissiale.

On ne connaît pas au juste la date de sa fondation, cependant une pierre tumulaire portant la date de MIL ..... qui existe encore sur cet emplacement fait présumer que cette date est postérieure à sa construction.

Les archives de cette chapelle constatent ce qui suit :

Avant la réunion des deux cures d'Etaples en une seule, Notre-Dame était église de paroisse. En 1701, la nef du nord étant tombée en ruine, ce qui resta de l'ancienne église ne fut plus qu'une chapelle.

Elle était sous la direction d'un chapelain nommé par les pêcheurs, et agréé par Mgr l'évêque de Boulogne.

Le traitement, le logement du chapelain ainsi que tous les frais nécessaires au service de ladite chapelle étaient payés sur le revenu des biens qu'elle possédait, sur le « produit de » poissons que donnoient les pescheurs à tous les démarrages, » et sur un droict de feu de quatre livres auquel se sou- » mettoient volontairement les capitaines des basteaux » étrangers qui entroient dans le hasvre. » Ce feu était un

Hist.   7

phare qu'on tenait allumé toute la nuit dans la tour du clocher.

Il existait, dans cette chapelle, une image miraculeuse de *Notre-Dame-de-Foy*, qui fut donnée le 2 février 1628 par M. de Fafemont, jésuite. Il voulut qu'on lui chantât un *Salve Regina*, fêtes et dimanches. C'est de cette époque qu'on a conservé l'usage de chanter jusqu'aujourd'hui un *Salve Regina* à la fin de chaque messe que font dire les marins dans l'église de Saint-Michel.

Cette vierge fut sauvée des flammes révolutionnaires, et elle orne encore maintenant l'autel dédié à Notre-Dame-de-Foy.

L'église Notre-Dame-de-Foy fut vendue en 1793, comme propriété nationale.

La cloche qui s'y trouvait, portait l'inscription suivante :

MESSIRE ROBERT-NOEL DESCARRIÈRE, CHAPELAIN DE LA CHAPELLE DE NOTRE-DAME-DE-FOY, DE BAYNASTE, ESCVYER, SEIGNEVR DE PVCELARD, PAREIN, ET DAMOISELLE SVSANNE LENNE, ÉPOVSE DE NICOLAS DVMONT, ESCVYER, SEIGNEVR DE SOVATLLE, MAREINE. ANTOINE WIAR, ANTIEN MAYEVR, SYNDIC DE LA CHAPELLE. CHARLES TVEVX, MARGVILLIER. JE SVIS NOMMÉE SVSANNE HONORÉ. VIRGO FIDELIS, ORA PRO NOBIS.

PIERRE CHAPERON.

FAIT EN 1714.

La *rue Notre-Dame* était autrefois l'une des plus commerçantes de la ville, car il y existait une infinité d'enseignes dont nous avons retrouvé une partie : *Les Petits-Celliers, Les Grands-Celliers, La Verte-Ecuelle, Les Cornets et les Pescheurs* (1).

---

(1) Cueilloir de la paroisse, fos 11, 55, 65, 74 et 78.

Rue Obillet.

Cette rue commence à *la Place* et finit *rue Notre-Dame*.

Elle est ainsi appelée du nom d'un propriétaire que les archives municipales désignent souvent comme échevin (1).

C'est à tort que sur le plan de la ville dressé en 1808, par Triplet, cet arpenteur n'a pas conservé l'ancienne orthographe de cette rue et l'a désignée sous le nom de *rue aux Billets*.

En 1667 Jean Obillet payait ix sous parisis pour une portion de terrain vague qui était derrière sa maison, qui a aujourd'hui pour enseigne : *Hôtel du chemin de fer*.

Rue du Petit-Pèlerin.

Cette rue, qui commence à l'angle nord de *la Place* et se termine *rue du Havre,* doit son nom à une grande brasserie mentionnée dans les archives de la paroisse sous la désignation de *Brasserie du Petit-Pèlerin* (2).

Cette brasserie attenait à un terrain vague nommé *La Muche,* qui était situé entre cette rue et celle de *Notre-Dame.* Ce terrain formait une espèce de place sur laquelle le seigneur du Fayel prélevait le droit de Thonlieu sur les porcs qu'on y apportait pour vendre à la *franche foire de Saint-Nicolas* (3).

Ce terrain ayant été cédé pour y construire des habitations, le marché aux cochons a été transféré dans la *rue de Notre-Dame,* où il a encore lieu tous les ans à la foire de Saint-Nicolas.

---

(1) Compte de l'argentier. — Cueilloir de la Paroisse, f° 22. — Minutes de Bélart, notaire, 1758.

(2) Cueilloir de la paroisse, f° 43.

(3) Minutes de M° Bélart, notaire à Etaples, 14 octobre 1757.

La *rue du Petit-Pèlerin* est aussi désignée sous le nom de *rue Serpente* sur le plan de la ville de 1808. Il est probable que le géomètre, ignorant son véritable nom, l'a ainsi nommée à cause de la courbe qu'elle forme aux deux extrémités.

La Place.

La Place d'Etaples, d'une forme triangulaire, charme la vue par son étendue et les vastes maisons qui l'entourent. La plupart portent le cachet d'une certaine antiquité par leurs constructions en grès et les dates ancrées sur les poutres des murs. D'ailleurs les immenses magasins et les caves profondes qu'elles renferment prouvent leur importance d'autrefois et le commerce considérable de la ville d'Etaples. Mais pour mieux comprendre le sujet, il est nécessaire de diviser cette place, d'après son orientation.

Le côté nord se composait de maisons dont les enseignes principales étaient : *La Double-Croix, La Rose, Les Barillets, Les Escureux et l'Echiquier* (1).

On voit encore au-dessus de la porte-cochère de cette dernière maison un échiquier sculpté sur une pierre parfaitement conservée avec la date de 1571 (Pl. II, fig. 1re). Elle était arrentée en 1580 par le seigneur de Fromessent au profit de l'église *Notre-Dame-de-Foi* (2).

D'autres maisons avaient aussi pour enseignes : *Le Pot-d'Etain, Le Chat-Huant, Les Trois-Boulets, Les Trois-Chape-*

(1) Cueilloir de la paroisse, f° 2, 9, 14. — Cueilloir du Saint-Sacrement, f° 3, 51. — Archives de Notre-Dame-de-Foi, 1670.

(2) Cueilloir de la paroisse, f°ˢ 14, 22, 44, 56, 57, 58, 61. — Cueilloir du Saint-Sacrement, 1581. — Minutes de Mᵉ Bélart, notaire, 1758.

ANCRES EN FER.

Fig.1re

Fig.2.

Fig.3.

Fig.4.

Fig.5.

Fig.6.

Fig.7.

Fig.8.

Fig.9.

Fig.10.

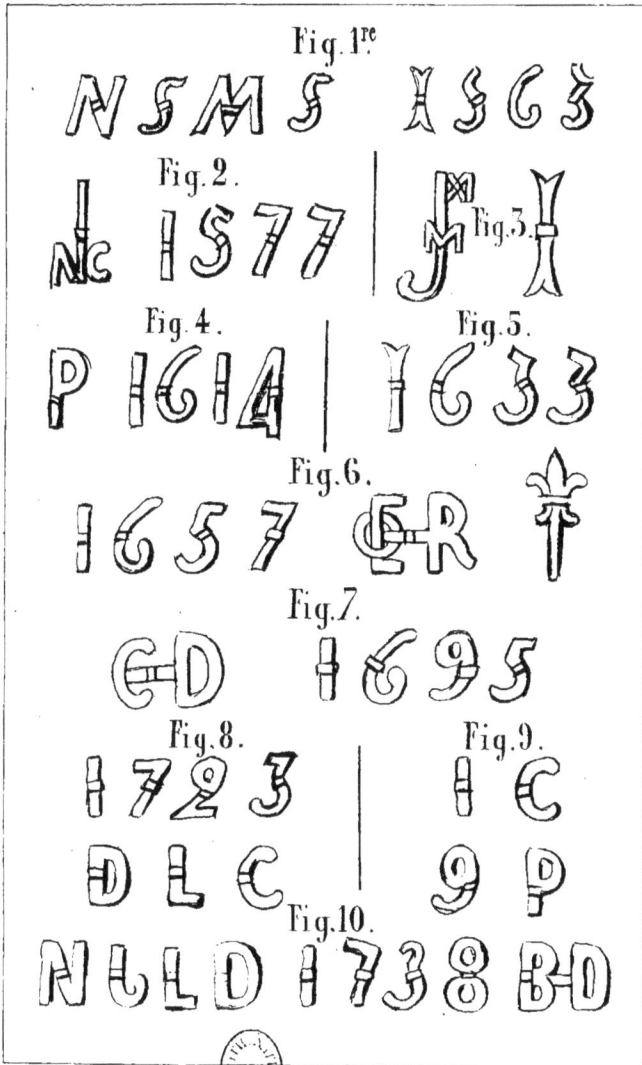

ALPH. LEFEBVRE, Fecit.

Lithog. L. BOILEAU, Amiens.

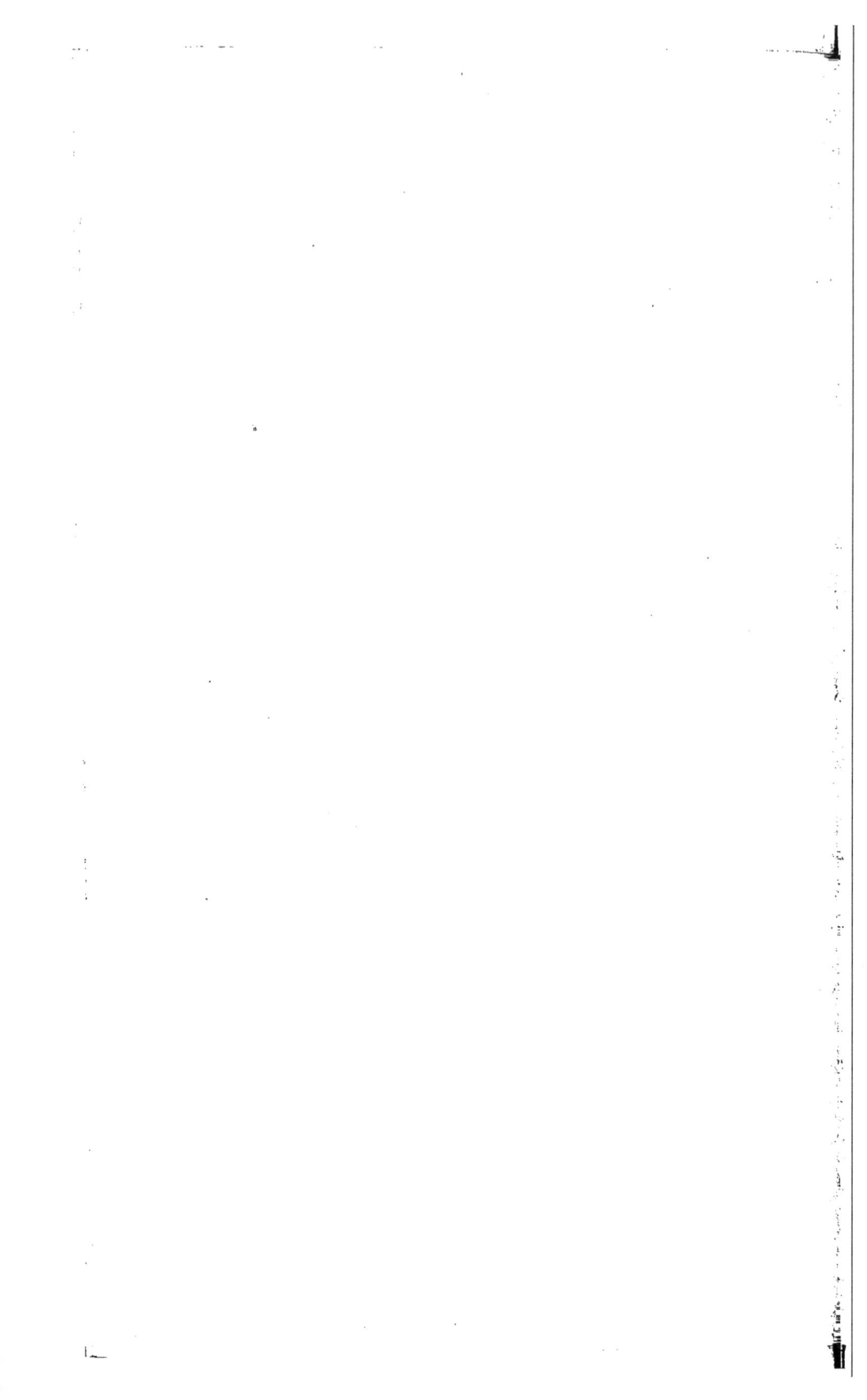

lets, Saint-Josse, L'Escu de France, l'Escu de Vendôme et les Barillets.

La maison occupée aujourd'hui par Mlle Bossu et dont elle est propriétaire, porte la date de 1563 avec les initiales N F M F, c'est-à-dire NOEL-FRANÇOIS-MAXIME FRIOCOURT (Pl. III, fig. 1re), en ancres de fer. C'est là où serait né *Jacques Lefebvre*, s'il faut en croire une tradition locale.

Jacques Lefebvre, né à Etaples en 1436, fut un de ceux qui commencèrent à chasser la barbarie qui régnait dans l'Université de Paris. « C'était, dit Bayle, un petit bout » d'homme et de fort basse naissance, mais un bon esprit » soutenu de beaucoup d'érudition. » Il fut professeur au collége du Cardinal-Lemoine, puis il enseigna les belles-lettres et la philosophie dans l'Université. Suspecté de luthéranisme, il fut contraint de céder aux avances de certains zélateurs emportés et ignorants qui ne lui donnaient aucun repos. Il se retira auprès de Guillaume Briconnet, évêque de Meaux, aimant les sciences et les vrais savants. Ce protecteur de Lefebvre lui donna la maîtrise de Meaux, le **11** août 1521 et le fit son grand-vicaire en 1523. Persécuté par les Cordeliers de Meaux, Lefebvre se retira à Strasbourg, vers l'an 1527. Il revint à Paris quelques temps après et fut choisi pour précepteur au troisième fils de François Ier. Marguerite de Navarre, sœur de ce prince, honora Lefebvre de sa protection et lui procura une vieillesse heureuse à Nérac. En 1537, il termina sa carrière à l'âge de cent-un ans. La reine Marguerite le fit enterrer honorablement sous le marbre qu'elle s'était destiné, et y fit graver l'inscription suivante :

CORPUS HUMO, MONTEMQUE DEO, BONA CUNCTA RELIQUO
PAUPERIBUS, FABER, DUM MORERETUR, AIT.

La liste des principaux ouvrages laissés par Lefebvre, est due aux recherches de M. Manier :

1° *Dionisii cœlestis Hierarcha*, in-f°, Paris, 1498.

2° *Commentarii in Spheram*, in-f°, 1499.

3° *Raym. Lullii*, *liber de Laudibus mariœ contemplationes et alia ejusdem*, in-f°, 1505.

4° *Mercurii Pimander et Asclepius*, in-4°, Paris, 1505.

5° *Hecatonomiarum Socratias et Platonicas leges*, in-f°, 1506.

6° *Damasceni Theologia*, in-f°, Paris, 1507, imp. de Henri Etienne.

7° *Psalterium concilialum et expositio in idem, ejusdem psalterium quintuplex, Gallicum, Romanum, Hebraïcum, velus conciliatum*, in-f°, imp. à Paris, par Henri Etienne en 1508 et 1509. En 1513, il fut publié avec des notes. En 1515 on en fit une édition à Caen.

8° *Ricaldi Libellus contra sectam Mahumeticam et alius de vitâ et moribus Turcarum a quodam christiano captivo*, in-4°, imprimé à Paris chez Henri Etienne en 1509.

9° *Meteorologia, artis eleganti paraphrasi explanata*, in-4°, 1512.

Tous ces ouvrages sont rares.

10° *Agones Martyrum mensis Januarii*, in-f°, imprimé à Paris en 1512 et 1525, et à Rome en 1529.

Cet ouvrage, dit Lenglet, dans son livre intitulé *Méthode pour étudier l'histoire*, contient les actes originaux des martyrs du mois de janvier. Les persécutions qu'il éprouva l'empêchèrent de l'achever. Il est devenu très rare.

11° *Commentarius in Epistolas Pauli*, in-f°, Paris, 1512.

Plusieurs éditions en ont été données depuis. Cet ouvrage contient une dissertation dans laquelle l'auteur prouve que l'ancienne interprétation des Epîtres de saint Paul n'est pas de saint Jérôme. Erasme en critique le style et Noel Beda en censure la partie théologique. Ce livre n'en fut ni moins estimé, ni moins recherché.

12° *Rithmimachio Ludus, qui et pugna, numerarum appellatur,* in-4°, imprimé à Paris en 1514, chez Henri Etienne.

Cet opuscule est joint à l'*Arithmetica de Jordan Nemorarius :* il donne une description fort curieuse de l'ancien jeu pythagorique.

13° *Epitome in duos Libros arithmetic,* in-f°, imprimé à Paris, chez Henri Etienne, en 1514. Le même, in-f°, 1522, et in-8°, 1549.

14° *Euclidis Elementa,* in-f°, imprimé à Paris, chez Henri Etienne, en 1516.

15° *Astronomicon,* in-f°; vieille édition sans date.

16° *Elementa musicalia,* sans date. Cet ouvrage est très rare.

17° *Proverbia Raym. Lullii et ejusdem Philosophia amoris,* petit in-4°, 1516.

Il y a des pensées fortes dans cet ouvrage.

18° *Artificialis Introductio in* 10 *libros Ettricorum artis,* in-f°, imprimé à Paris chez Henri Etienne en 1517. Le même en 1596.

19° *Demonstrationes in Elementa Arithmetica, Jordanis Nemorarii,* sans date. Ouvrage rare.

20° *De Maria Magdalena triduo christi, et una ex tribus Maria, disceptatio,* in-4°, imprimé chez Henri Etienne en 1518 et 1596.

21° *Introductiones nonnullæ Logicales, Jac. Fabri per etichtoreum collectæ,* in-4°.

22° *De tribus et unica Magdalena disceptatio secunda,* in-4°, Paris, 1519.

23° *Basilii M. operum,* in-f°, 1520.

24° *Commentarius in Ecclesiassen, in IV Evangelia*, in-f°, Meaux, 1522, Bâle, 1523.

Cette édition a été donnée sans nom de lieu en 1526.

25° *Les quatre Evangiles traduits en français.* Cette édition a été imprimée en caractères demi-gothiques chez Simon de Colines, à Paris, en 1523, format in-8°.

La première partie, contenant les Evangiles seulement, fut publiée sans nom d'auteur. Elle est rare.

La deuxième partie, plus rare encore, renferme les Epîtres de saint Paul, les Epîtres catholiques et l'Apocalypse de saint Jean ; elle parut vers la fin de 1523.

Lefebvre avait été engagé par plusieurs dames de la cour à faire cette traduction ; mais elle réveilla toute l'ardeur de ses ennemis, parce qu'il y censure en plusieurs endroits la version *Vulgate*, et que, dans l'*Epître exhortatoire*, qui est à la tête de la seconde partie, il recommande à tous les fidèles la lecture de l'Ecriture-Sainte en langue vulgaire.

Cette bible fut imprimée format in-f° à Anvers en 1528, 1530, 1534 et 1541.

26° *Exhortations sur les Evangiles et les Epîtres des dimanches*, Meaux, 1525.

Ce livre fut condamné par le Parlement de Paris.

27° *Traduction latine des livres de la Foie orthodoxe*, de saint Jean de Damas.

C'est la première version imprimée de cet ouvrage.

28° *Commentarii in Epistolas canonicas*, in-f°, Bâle, 1527, et in-8°, Anvers, 1540.

L'auteur dédia ce livre au chancelier du Prat. Il fait remarquer, dans une lettre qui est à la tête de cet ouvrage et datée de Meaux en 1525, que l'original grec des *Evangiles et des Epîtres de saint Paul* est plus exact que l'ancienne édition latine, et que cette édition est plus exacte que le grec, en quelques endroits des Epîtres canoniques. Ce livre fut mis à l'index par les inquisiteurs de Clément VIII.

29° *Commentarii in Epistolas catholicas VII,* in-8°, Anvers, 1540.

30° *La Sainte-Bible,* in-8°, Anvers, 1528, 4 vol. — In-4°, 4 vol., Anvers, 1529, 1532, 1534.

Cette bible a été réimprimée plusieurs fois depuis l'édition imprimée en 1534, à Anvers, chez Martin Lempereur; elle est la plus correcte et la plus exacte. Elle a été revue et corrigée par *Nicolas Deleuze* et *François de Larben,* docteur de Louvain. Elle fut défendue et supprimée ; mais ce qui prouve la futilité des querelles qui occupaient le monde littéraire et les docteurs de ce temps, c'est que, pendant que les Cordeliers de Meaux faisaient la guerre à Lefebvre au sujet de ses traductions des livres sacrés, les Cordeliers d'Anvers donnaient, en 1550, leur approbation pour les imprimer et les éditer.

31° *Paraphrases Actius Philosophiæ navalis artis (Franc. vatablo recognitæ) itemque Introductio Metaphysicæ,* in-8°, imprimé à Paris chez Simon Colines, 1528.

32° *Aristotelis Logicorum libri, cum paraphrasibus et annotationibus, Jac. Fabri,* in-f°, chez Simon Colines, 1535.

33° *Contemplationes Idiotæ,* in-16, Paris, Simon Colines, 1535.

34° *Introductio in Aristotelis libros de anima,* in-18, 1538.

35° *Commentarii in Epistolas catholicas VII,* in-8°, Anvers, 1540.

36° *Censura in Georgii Tropez. dialectam,* in-8°, 1541.

37° *Musica demonstrata, sive Elementa musicali,* in-4°, Paris, 1552.

38° *Disceptatio de descensu Christi ad inferos contri Nic. de*

Hist.   8

Cusa, Recusa in tractatu Dan. Crameri de decensu ad inferos, Stetin, **1615**. Livre rare.

La maison, attenant à celle de l'Echiquier, aujourd'hui occupée par M. Quandalle, appartenait autrefois à la famille Wiart ainsi que celle de l'Escu de Vendôme (1).

C'est dans cette maison que naquit, le 17 avril **1638**, Robert Wiart. Il se fit bénédictin de la Congrégation de Saint-Maur. Ses études approfondies le mirent en relation avec Scotté de Velinghem, son contemporain, qui lui écrivit au sujet de la généalogie des comtes de Boulogne.

On cite de lui un *Recueil sur les Antiquités d'Etaples,* qui n'a jamais été imprimé, dans lequel il est question d'une constitution faite par les officiers de Montreuil sur l'ordre et l'arrangement des quartiers de cette ville, et qui désigne l'endroit assigné pour la vente des hénons qu'on y apportait d'Etaples (2).

Dubuisson cite aussi un passage de ce manuscrit, relatif à l'atelier monétaire de Quentowic, qui aurait été transféré dans le château d'Etaples (3).

Robert Wiart a fait imprimer l'*Histoire de l'Abbaye de Saint-Vincent de Laon,* de *Saint-Quentin-en-Lisle,* de *l'Abbaye de Plombières,* de *l'Abbaye de Saint-Preux et de l'Abbaye de Notre-Dame-de-Breteuil* (4).

Le côté ouest de *la Place* se distinguait par la *Maison de Saint-Christophe,* qui porte encore la date de **1577** et les

---

(1) Cueilloir de la paroisse, f°s 45, 56.

(2) Dom Grenier. Paquet 2, n° 17.

(3) Dubuisson, MS. de la bibliothèque de Boulogne, f° 434.

(4) Dom Grenier.

initiales N|C (Pl. III, fig. 2) (1) et celle du *Porc-Epic* (2). Ces deux maisons étaient arrentées de xx sous parisis à la chapelle du Saint-Sacrement. Cette dernière fut reconstruite en 1695, ainsi que l'indiquent les ancres de la façade avec les initiales entrelacées C D H, c'est-à-dire CHARLES-DAUPHIN D'HALINGHEN (Pl. III, fig. 7). Elles ne forment plus qu'une seule habitation.

C'est là qu'est né, le 22 août 1702, Charles-Dauphin d'Halinghen qui, de simple avocat, devint président de la sénéchaussée du Boulonnais le 9 mai 1749 ; il obtint, en 1761, des lettres de noblesse.

La bibliothèque de Boulogne renferme plusieurs de ses ouvrages qui sont :

1° *Discours sur l'élection des officiers municipaux, fait le 2 juillet* 1745, in-8°, imprimé par Battut.

2° *Mémoire sur l'utilité de la réformation de la coutume du Boulonnais,* in-4°, imprimé chez Battut en 1750.

3° *Effusion du cœur sur la convalescence du Roi, lue à l'audience de la sénéchaussée du Boulonnais, le 20 janvier* 1757, in-4°, imprimé chez Battut.

4° *Discours prononcé le 9 mars 1767 en la sénéchaussée par Dauphin d'Halinghen, lieutenant-général, après la lecture et publication des lettres-patentes portant établissement d'une administration provinciale en Boulonnais,* in-4°, imprimé par Battut en 1767 (1).

---

(1) Cueilloir de la paroisse, fos 17, 46.
(2)   Id.   Id.
(1) Voir : *Recherches historiques sur les hommes célèbres de la ville d'Etaples,* que nous avons publiées en 1857.

On remarquait encore celles des *Trois-Rois* (1), de *l'Eper-
vier* (2) et du *Grand-Pèlerin* (3).

Cette dernière maison payait en 1581 à la chapelle du
Saint-Sacrement une rente annuelle de x sols affectée sur sa
porte-cochère et sur son allée (4).

C'est là qu'est né Jean de la Mothe qui, en sa qualité de
mayeur d'Etaples, prit part à la rédaction des Coutumes du
Boulonnais en 1494, et fut désigné avec Jean Legrand,
mayeur de Boulogne, pour en signer le procès-verbal (5).

Son fils, Oudart Ohier, sieur de la Mothe, né dans
cette même maison en 1615, la fit reconstruire en 1657,
comme l'indique la date qui s'y trouve avec les initiales
entrelacées qui forment parfaitement toutes les lettres de son
nom (Pl. III, fig. 6). Il fut député par le Tiers-Etat du Boulonnais le 4 août 1662 pour supplier le Roi d'accorder le
pardon général des personnes condamnées aux galères, ainsi
que le rappel des exilés de Troie en Champagne, à l'occasion du soulèvement plus connu sous le nom de *Lustucru*,
général fabuleux, formé du mot *l'eusses-tu cru?* et dont les
chansons du temps ont fait un héros (6).

Il mourut le 2 avril 1676, à l'âge de soixante et un ans,
mayeur d'Etaples et receveur de l'abbaye de Longvillers (7).

On sait que la province du Boulonnais, dont Etaples faisait

---

(1) Cueilloir de la paroisse, f° 53 et 54.
(2)   Id.   Id.   Id.
(3)   Id.   Id.   Id.
(4) Cueilloir du Saint-Sacrement, f° 4.
(5) Etat-civil. — *Recherches historiques sur Boulogne*, par Abot de Bazinghem, p. 76.
(6) Dom Grenier, paquet 2, n° 17.
(7) Etat-civil.

partie, était exempte de toutes tailles, subsides et gabelles. A plusieurs reprises, les fermiers des impôts, feignant d'ignorer la situation exceptionnelle du Boulonnais, voulurent y asseoir comme ailleurs des perceptions en opposition directe avec ses franchises. Le 12 juin 1656, une émeute sérieuse arriva à Etaples. Quelques habitants, ayant vu décharger du sel dans plusieurs caves, crurent que la gabelle intervenait encore une fois de plus en travers des priviléges. Un grand rassemblement se forma pour empêcher toute opération de se faire. Le sieur de Fromessent, commandant de la ville et du château, ayant voulu adresser à la foule quelques observations, afin de l'éclairer et de la calmer, fut accueilli par des injures et des menaces. Il fut même poursuivi jusques sur la place ; et, pour échapper à la fureur publique, il dut se réfugier dans la maison du sieur de la Mothe, mayeur d'Etaples. Il n'y avait point là plus de sécurité pour lui. La foule, croyant à tort ou à raison que le sieur de Fromessent favorisait les entreprises des employés des traites, voulait se venger sur sa personne et le rendre responsable d'actes auxquels très probablement il était étranger. Les émeutiers s'efforcèrent alors d'abattre les portes de l'hôtel d'Oudart Ohier. Fort heureusement elles résistèrent assez longtemps pour permettre au sieur de Fromessent de s'échapper par une porte de derrière et de gagner ainsi la garenne, où il arriva haletant et épuisé, couvert de boue et de contusions (1), etc.

Etaples avait alors un entrepôt de sel qui s'est conservé jusqu'à nos jours avec moins d'importance, et qui se trouve aujourd'hui dans cette même maison.

_____

(1) *Une Emeute à Boulogne*, par L. Bénard, almanach de Boulogne 1859, page 81.

Le côté sud de *la Place* est formé de maisons dont la construction est plus récente que celles dont nous venons de parler. La maison de Wiot porte la date de 1633 (Pl. III, fig. 5). Celle des héritiers Durier a le millésime de 1723 et les initiales D L C, c'est-à-dire DURIER LOUIS-CHARLES (Pl. III, fig. 8). Elles ont été bâties sur les ruines d'un ancien mur de quai, auquel venaient s'amarrer les navires, et qui leur permettait de décharger leurs marchandises sur *la Place*. Les envahissements successifs des sables ont fini par combler ce quai et en rendre les abords inaccessibles. C'est sur cette place que se tenaient ces foires si importantes par la quantité de marchandises qu'on y apportait des pays étrangers (1).

Parmi cette rangée de maisons, deux d'entre elles peuvent attirer nos regards par leur étendue : 1° l'ancienne habitation de M. Bloquel de Bergemont, seigneur de Rombly ; elle porte sur la façade de la cour le millésime de 1738 avec les initiales de son nom N B L D, NOEL BLOQUEL DE BERGEMONT (Pl. III, fig. 10), et sur celle de la place B D, c'est-à-dire BERGEMONT DAUPHIN : 2° celle de Noel-Jean-Charles Marteau, procureur du roi au bailliage d'Etaples, Choquel et Bellefontaine, dont le fils Antoine s'acquit une réputation qui subsiste encore de nos jours. Les grandes relations commerciales qu'il entretenait tant en France qu'en pays étrangers lui procurèrent une fortune considérable dont il se servait pour faire le bien. En 1776 une épidémie se déclara à Etaples et y fit d'affreux ravages. La majeure partie de la population en fut atteinte et beaucoup succombèrent sous l'attaque de ce fléau. Non seulement les malades périssaient sans secours,

---

(1) Nous traiterons ce sujet à la *Rue du Port*.

mais personne ne voulait les ensevelir, car les deux curés, le vicaire et le sieur Lecat, natif d'Etaples et vicaire de l'église de Saint-Nicolas de Boulogne, étaient morts presque en même temps, victimes de leur courage et de leur dévoûment. M. Marteau, alors maire à Etaples, ouvrit sa bourse à ses concitoyens. Il fit venir de Boulogne des sœurs de charité et un pharmacien, et appela près de lui le docteur Souquet (1). Il transforma sa maison en laboratoire pharmaceutique, d'où les secours de toute espèce en médicaments, bouillon, vin, etc. étaient envoyés à domicile. Mais la révolution de 1793 survint, et des méchants portèrent l'ingratitude jusqu'à faire arrêter leur bienfaiteur pour mettre sa maison au pillage. M. Marteau fut arraché à sa famille, mis en arrestation à Boulogne où il mourut de chagrin quelques temps après.

C'est dans cette maison qu'est né en 1774 Marie-Antoine-Marc Obert, qui, de simple soldat, est parvenu au grade de général de division (2).

Cette maison servit de résidence à Napoléon Ier en 1803, quand il vint inspecter la place d'Etaples.

On remarquait aussi la *Maison du Paon* (3) et la *Rade Saint-Jean* (4).

Dans la maison qu'occupe aujourd'hui M. Maillart, bou-

---

(1) Voir : *Essai sur l'Histoire topographique médicinale du district de Boulogne-sur-Mer*, par le citoyen Souquet, l'an II de la République, Boulogne, p. 152. — *Notice sur François Souquet*, par le comte de Héricourt, secrétaire de l'Académie d'Arras.

(2) Voir *Recherches historiques sur les hommes célèbres d'Etaples*, par G. Souquet, 1857.

(3) Cueilloir de la paroisse, fos 10, 82.

(4) Id. Id. Id.

langer, naquit Marc-François Hâche, le 20 janvier 1756. Il était fils de Jean-François, et de dame Marie-Barbe Lamour (1).

Il fit ses études au séminaire de Boulogne-sur-Mer, et devait recevoir les ordres en même temps que Prévost-Lebas, son ami et son compatriote.

Le jour fixé pour la cérémonie, ses parents, pleins de confiance, se rendirent à Boulogne; mais ils furent bien contrariés d'apprendre de Hâche lui-même qu'il ne se sentait pas la force de prononcer ses vœux.

Il quitta aussitôt le séminaire et fut ramené à la maison paternelle. Son père, ancien capitaine de navire, qui avait sacrifié une partie de sa fortune pour lui donner une belle éducation, conçut un vif chagrin de se voir trompé dans son attente; il ne voulut point le recevoir, et l'obligea à se créer lui-même une position.

Hâche ne se laissa pas abattre par ce malheur. Il prit la route de Paris, pensant avec raison pouvoir y trouver des moyens d'existence, grâce à son instruction.

Ses désirs ne tardèrent pas à être accomplis. Il entra dans l'administration des postes et ne la quitta que pour prendre sa retraite.

Il profita de ses moments de loisir pour s'occuper de littérature et même composer deux ouvrages qui ont passé à la postérité, par la voie de la publicité, ce sont :

1° *Causes de l'indigence et de l'immoralité, moyens de les détruire*, par François Hâche (d'Etaples), 2 vol. in-12. Paris, MDCCCVII;

2° La *Criticomanie (scénique), dernière cause de la déca-*

(1) Etat civil d'Etaples.

dence de la religion et des mœurs, en justification des lumières du XVIIIe siècle, par Marc-François Hache, 2 vol. in-12. Paris, 1819.

Après avoir pris sa retraite, l'amour du pays le força de venir à Etaples pour y passer ses derniers jours ; mais il ne jouit pas longtemps de ce plaisir, car, le mauvais état de sa santé ne lui permettant pas de séjourner à Etaples pendant l'hiver, il mourut à Hesdin, où il s'était retiré, le 1er avril 1834.

Au milieu de *la Place*, était autrefois une gracieuse chapelle sous le titre de Saint-Sacrement (1).

Un cueilloir de cette chapelle portant la date de 1581, constate que Nicaise Merchier, prêtre du diocèse, en était le chapelain, et Jehan Regnier le clerc ; qu'elle possédait de beaux revenus, entre autres le fief de Peuvillon, de Leturne et de Trépied-sous-Saint-Josse ; qu'elle payait une rente au roi, à cause du château d'Etaples, et des droits seigneuriaux aux seigneurs de Fromessent, de Rombly et d'Herselaine.

En cette même année Claude Grumel et ses compagnons, formant l'équipage de la *goëlette Warade*, amarrée à la Poulie, se rendirent par mer à Montreuil pour aller chercher un crucifix, une statue de la sainte Vierge, et celle de saint Joseph, destinés à l'ornement de cette chapelle (2).

L'édifice étant tombé en ruines, Mgr Boutillier, évêque de Boulogne, à la demande des mayeur, échevins et notables de la ville d'Etaples, ordonna, par un mandement du 15 septembre 1640, qu'il serait démoli, ce qui eut lieu quelques jours après (3).

(1) Luto, MS., f° 20.
(2) Archives de la paroisse. — Compte du marguillier de 1581.
(3) Archives de la paroisse. — Cueilloir de la paroisse, f° 37.

Hist.   9

L'Hôtel-de-Ville actuel fut construit avec les matériaux
provenant de la démolition du château (1) derrière l'emplacement de la chapelle du Saint-Sacrement.

Ce bâtiment n'a qu'un rez-de-chaussée surmonté d'un clo-
cheton, où se trouve une horloge. La cloche, qui sert à
sonner l'heure et à donner l'alarme, a été fondue en 1734
par Legay, sous l'administration de MM. Baudelicque, bailli,
Marteau, procureur du roi, Gressier, mayeur, et Lefebvre,
vice-mayeur. Elle porte pour emblème l'*Image de saint
Nicolas.*

Le seigneur d'Etaples avait sur cette place « un droit de
» taille ou de la vente et achat de bétail qui se vend
» sur son fief, qui est quatre deniers du vendeur et au-
» tant de l'acheteur pour chacune bête chevaline, bœuf
» ou vache ; pour chacune bête blanche un denier; sçavoir :
» une maille par le vendeur et autant par l'acheteur, et pour
» le pourceau un denier par le vendeur et autant par
» l'acheteur (2). »

M. de Rocquigny du Fayel, en sa qualité de seigneur
d'Etaples, jouissait de ce droit, qui lui fut contesté par la
ville. Mais un arrêt du Parlement de Paris du 11 août
1769, adjugea au seigneur de Rocquigny du Fayel le droit de
Thonlieu sur les cochons et vaches seulement, qui s'étalaient
pour être vendus dans l'étendue de sa seigneurie jusqu'à
l'ancienne chapelle du Saint-Sacrement et condamna la ville
aux frais et dépens.

Pour se conformer à cet arrêt, le Corps Municipal
décida, le 2 novembre 1769, du consentement de M. de

(1) Archives impériales. S. domaniale, Q. 922.
(2) *Coutumes du Boulonnais*, art. XXXIV, p. 18.

Rocquigny, que le fief de ce seigneur sera et demeurera limité à l'avenir à la chapelle du Saint-Sacrement et ne dépassera pas le pied de l'escalier du perron de l'Hôtel-de-Ville actuel, et que le droit de Thonlieu à percevoir sur le marché en face de l'Hôtel-de-Ville, appartiendra, moitié audit seigneur, moitié à la ville, et que la recette en aura lieu en totalité.

Ce procès coûta à la ville 5,664 livres (1).

Ce fut sur cette même place que les habitants d'Etaples, alors dévoués à la Ligue, brûlèrent, en 1582, l'effigie de Henri III, après l'avoir traînée dans la fange dans toutes les rues de la ville (2).

Rue du Port.

Cette rue commence à l'extrémité occidentale de la Place et aboutit au Port.

Le port d'Etaples était divisé en trois parties bien distinctes :

1° Le *Havre*, dont nous avons déjà parlé, situé en dehors des fortifications, s'étendait jusqu'à l'embouchure de la baie ;

2° Le *Port d'Etaples*, sur la rive droite de la Canche, garni d'un mur de quai, allait de la rue du Port au château ;

3° Le *Port de Trépied*, sur la rive gauche de la Canche.

PORT D'ETAPLES.

Le port d'Etaples fut construit au XIe siècle par les comtes de Boulogne, qui firent en même temps entourer la ville de

---

(1) Archives de la ville.

(2) Dubuisson. — *Les Huguenots,* par l'abbé Lefebvre, p. 171.

remparts et de fortifications pour la défendre et la mettre à l'abri des entreprises des barbares du Nord (1).

Ce port était un des plus commodes et des plus fréquentés de la Manche. Il s'y faisait un commerce considérable de toute espèce de marchandises, et il s'y tenait des foires et des marchés très importants où se rendaient les marchands des villes du Nord de la France. C'est pendant l'une de ces foires, le 6 décembre 1378, que les Anglais, qui occupaient la ville de Calais, vinrent attaquer la place d'Etaples. Après avoir pillé les marchandises qui s'y trouvaient, ils amenèrent prisonniers à Calais beaucoup de marchands d'Amiens, de Saint-Valery, de Montreuil, de Boulogne et d'Abbeville (2).

Les foires d'Etaples avaient lieu les 30 juin et 6 décembre de chaque année, comme elles se font encore aux mêmes époques de nos jours. Un franc-marché avait lieu également le dernier jeudi de chaque mois. Il avait été établi par les lettres-patentes de Charles IX du mois de juin 1566 (3).

Ce port servait aussi de station aux bâtiments de l'Etat, car la flotte du roi Philippe y était amarrée en 1195, et dix vaisseaux y furent armés en guerre pour se rendre à la bataille de l'Ecluse, en 1340. Voici, d'après le compte de François de Lospital, clerc des arbalétriers du roi, la liste des seigneurs et maîtres d'Etaples qui commandaient leurs propres vaisseaux :

Jean Bertrand, Ernout Mastier, Enguerrand Bosquet, Ernout Hacquet, Jean Lambrequin, Jean Le Quéu, Jacques

---

(1) Luto, page 291.
(2) Dom Grenier. — Thomas Walsinghem. — Henri, page 293.
(3) Archives impériales. *Recueil des chartes.* S. Hist. I. Reg. 264, p. 414.

Quoquerel, Jean Boschot, Beaudoin de Boars, Clément Ha-
niguet (1).

Plus tard, sous le consulat de Napoléon Bonaparte, lors du
camp de Boulogne, en 1803, le port d'Etaples contenait le
premier corps de la flottille qui devait embarquer l'aile
gauche de l'armée commandée par le maréchal Ney (2).

De tous temps le port d'Etaples a toujours été renommé
pour la pêche du poisson et les salaisons.

Il se prélevait jadis sur ce port divers droits, au profit du
roi, des seigneurs féodaux et de la ville, tant sur les marchandises que sur les navires et sur le produit de la pêche.

Droits sur les marchandises.

« 1° Le droit de forage des tonneaux de vin qui abordent
» au port d'Etaples, à raison de quatre lots de vin par ton-
» neau. »

Ce droit, qui appartenait au roi, fut donné à l'église de
Notre-Dame-de-Boulogne, par ordonnance de Charles, régent du royaume de France, du mois d'octobre 1360 (3).

» *Aultres fermes audit roy, nostre sire, pour son quart; les*
» *aultres trois quarts appartenants à ladite ville.*

» La ferme des poids et balances dont l'on paie du tout
» huit deniers par les forains, et par les bourgeois quatre
» deniers ;

» 4° La ferme du droict de siége des navires, que tout
» navire paiera entrant en ce havre, dix sols, à la charge,
» par le fermier, de bien et duement balizer le chenal ;

---

(1) *Abrégé des annales du commerce d'Abbeville*, par Traullé.— Luto. M. S.

(2) Voir l'*Histoire militaire et navale d'Etaples*, que nous avons publiée
en 1856.

(3) *Histoire de Notre-Dame-de-Boulogne*, par Le Roy, éd. de 1839, p. 332.

» 5° La ferme du forage, quy est de quatre solz pour ton-
» neau de vin que doibvent les marchandz forains amenants
» vins au port et havre de nostre ville, soient vendus ou non
» vendus ;

» 6° Le droict et impost d'entrée en notre havre dont l'on
» paie pour chacun thonneau de vin quatre solz par les mar-
» chands, lors de l'arrivée desdits vins, soient vendus ou non
» vendus, revenant à ladite ville pour chacun thonneau,
» trois solz ;

» 7° La ferme de l'antien impost quy est de vin vendu en
» gros en nostre ville et banlieue, et on paiera douze solz
» pour chacun thonneau de vin, moityé par le vendeur, moi-
» tyé par l'achepteur forain ;

» 8° La ferme et impost quy est de douze solz par thon-
» neau de vin revenant en ladite ville et banlieue, et se paie-
» ront lesdits droicts, moityé par le vendeur et l'autre moityé
» par l'achepteur ;

» 9° La ferme et impost quy est de quarante solz pour
» thonneau de vin vendu en barilz et en détail en ladite ville
» et banlieue ;

» 10° La ferme des impostz de cervoise qui est de trois solz
» pour chacune tonne de bière quy se vend en ladite ville et
» banlieue ;

» 11° La ferme du mesurage du sel, charbon et grains,
» tant de ce quy se vend à le mesure et estallon de nostre
» ville, que ceulx qui passent debout à Montroel, et se paie
» par le marchand forain cincquante solz par un septier de
» grains, par les bourgeois trente-six solz ; et ceulx en barilz
» par les bourgeois dix-huit solz, et par les forains trente-
» six solz ;

» 12° La ferme du courtage, dont se paie douze deniers
» pour chacun thonneau de vin ;

» 13° La ferme et impost quy est de vingt solz six deniers
» pour livre, et se prend ledit droict sur toutes sortes de
» marchandises et denrées de quelques sortes et conditions
» qu'elles soient, sauf sur vins et poissons fraiz ;

» 14° La ferme des harangs fraiz et sallés et se paie quatre
» deniers pour livre par le vendeur et quatre deniers pour
» livre par l'achepteur ;

» 15° La ferme des esgards ;

» 16° La ferme de l'aulnage et estallage, et se paie pour
» chacun estallage six deniers et un denier pour aulne ;

» 17° La ferme du fayel quy se prend en temps de haran-
» gaison et caresme, huit solz par basteau (1). »

DROITS SUR LES NAVIRES, LES BATEAUX-PÊCHEURS ET LE POISSON,
APPARTENANT AU ROI ET AUX SEIGNEURS FÉODAUX.

» 1° Les droits et droitures que le roi a sur tout navire
» marchand, abordant au port d'Etaples, lesquels sont ainsi
» spécifiés dans l'ordonnance de 1360, précitée :

» Tout navire y prenant terre demeure obligé en quelque
» saison et quelque pays qu'il soit venu, pour son siége, à
» VIII deniers parisis, du paiement duquel les navires des per-
» sonnes demeurant entre la rivière de Canche et de l'Authie,
» sont totalement exceptés. Et si quelqu'un de l'équipage de
» ces mêmes navires, pour le corps de son navire, prend du
» feu ou fait de l'eau dans ladite ville d'Etaples, ledit navire
» demeure obligé pour son siége à III sous parisis.

---

(1) Archives de la ville. Adjudication des fermes du 15 mars 1641.

» 2° Les *aquositates* (droits de pêche), de tout bâteau-pê-
» cheur, demeurant dans ladite ville, lesquels sont que notre
» seigneur doit recevoir pleinement et entièrement une fois
» seulement les poissons d'une pêche que les susdits pêcheurs
» feront tous les ans entre la Septuagésime et l'Ascension,
» les autres pêches d'iceux, à l'exception de celle-ci, leur
» appartenant en totalité (1).

» 3° Le droit qu'avait le seigneur de Montcavrel, de per-
» cevoir un denier d'or sur chaque navire ou vaisseau partant
» d'Angleterre et abordant au port d'Etaples (2).

» 4° Le droit qu'avait le seigneur de Fromessent de
» prendre sur chaque vaisseau entrant dans le port d'Etaples,
» un écu, et sur les travaux de pêcheurs trois des plus beaux
» poissons d'une pêche sur trois. Ce seigneur était obligé
» d'allumer un feu au sommet de sa tour pour indiquer le
» chenal aux bâtiments qui entraient dans le port d'Etaples (3).

» Le roi nommait un receveur pour la perception de
» ces fermes.

» Le jour de l'adjudication, il était d'usage de réunir
» dans un banquet donné aux frais de la ville, les mayeur,
» échevins, le procureur du roi et les adjudicataires (4).

En 1378, l'évêque de Beauvais présenta une requête au
Parlement de Paris pour être autorisé à prendre et à arrêter
le poisson dont il avait besoin pour la provision de sa
maison (5).

---

(1) *Histoire de Notre-Dame-de-Boulogne*, p. 332.
(2) Dom Grenier.
(3) Du Cange. — *Notice historique sur Etaples*. Ms. de la Bibl. impériale.
(4) Archives de la ville. — Adjudication des fermes, 15 mars 1641.
(5) De Vérité, *Histoire de Picardie*, tome 1er, p. 73.

Droits de vicomté et d'hôtage.

1° Droit de vicomté. Ce droit appartenait au roi. Il consistait en une certaine quantité de poissons à percevoir par droit de territoire sur chaque bateau qui échouait ou abordait sur la côte de la seigneurie.

Ce droit était affermé à un particulier qui prenait le titre de vicomte pendant la durée de son bail (1).

2° Droit d'hôtage auquel étaient assujettis les pêcheurs envers le Roi. Ce droit qui était un privilége des bourgeois d'Etaples, consistait à vendre le poisson frais et salé. Quand l'équipage d'un bateau-pêcheur avait fait choix d'un hôte, il ne pouvait le quitter (2).

En 1435, le port d'Etaples fut brûlé par les Anglais, qui s'en étaient emparés ; mais ils ne le conservèrent pas longtemps, car Charles Desmarets, après avoir surpris la ville de Rue et poussé les ennemis jusque sous les murs de Boulogne, enleva Etaples aux Anglais à son retour (3).

En 1435, le port d'Etaples fut réparé au moyen d'un impôt à prendre sur les marchandises, suivant l'ordonnance de Jean, comte de Boulogne (4).

En 1477, il fut rendu au Roi (5).

Ce Port reprit alors son ancienne splendeur, mais un fléau plus destructeur que la guerre, l'invasion des sables, commença peu à peu à obstruer l'embouchure de la Canche.

---

(1) Dom Grenier, paquet 2, n° 17.

(2) *Coutumes du Boulonnais*, art. XIX, commentée par Achille de Fienne, ms.

(3) Monstrelet, livre II, chap. CLXXI.

(4) Dom Grenier, paquet 2, n° 17.

(5)   Id.   Id.

Hist.   10

Les flots de la marée montante les entraînèrent insensiblement vers le port, au point, dit Dom Grenier, qu'il fallut en 1545 approfondir le lit de la rivière. Ces travaux furent sans résultat ; car, dans l'intervalle d'une marée à l'autre, les sables devenus secs et mobiles, se répandirent sur le rivage poussés par les vents d'ouest ; et formèrent avec le temps des dunes qui menacèrent d'envahir le territoire. En outre, chose plus préjudiciable, ils s'amoncelèrent contre le mur du quai dont l'accès devint plus tard inaccessible aux navires, qui durent échouer sur le rivage pour y déposer leur cargaison ; aussi pour arrêter le progrès de l'ensablement, il fut ordonné par lettres-patentes du 4 mars 1608, de planter des hoyats sur tout le littoral. Jean Targes et Jean Spriény entreprirent ce travail en 1614. Mais le gouvernement ayant laissé détruire les hoyats, les sables recommencèrent leurs ravages, parvinrent à ensevelir totalement le village de Rombly en 1686, et à combler le port d'Etaples (1).

En 1628, un corsaire nommé le *Saint-Michel*, capitaine Lesne de Widehem, fut armé pour capturer les navires ennemis qui se présenteraient dans la Manche (2).

Vers 1650, le quai fut aliéné par l'Etat, et dès cette époque on vit s'élever sur ses murs les maisons qui forment la partie sud de *la Place*.

Port de Trépied.

Sur la rive gauche de la Canche et en face d'Etaples, se trouvait le *Port de Trépied*, faisant partie de l'ancien patrimoine de l'abbaye de Saint-Josse. Elle possédait cette propriété de la concession qui lui avait été faite en l'an 1100,

---

(1) *Henri*, p. 192.
(2) Minutes de M⁰ Meignot, notaire à Etaples.

par Guy, comte du Ponthieu, confirmée en l'an **1203**, par Guillaume, comte de Ponthieu, et par lettre patente de Louis XIII du **13** septembre **1624**.

En vertu de cette concession cette abbaye avait « le droit » de comté depuis la mer jusque et proche de Montuuis, et » depuis le milieu de la Canche jusque près de Saint-Aubin. » Elle avait par toute sa seigneurie larron, sang et ban, » toutes les dunes du fief de Saint-Josse et le bord de la mer, » de manière que si un pêcheur prenait, dans l'étendue de la » mer, à l'environ, un esturgeon, un saumon, un porc-ma-» rin ou une truite, ils appartenaient à l'église en plein et » notable droit (1). »

Cette abbaye exerçait sur son territoire, à l'instar des seigneurs féodaux de la Picardie, le droit de lagan, qui consistait à piller les vaisseaux et à rançonner les navigateurs que la tempête jetait sur le rivage (2).

« Le lagan, d'après la description et la définition qu'en donne Du Cange, dans son *Glossaire*, était un droit de capture que les seigneurs féodaux exerçaient sur tout objet naufragé que la mer rejetait dans leurs domaines. Ici il est considéré comme cet objet lui-même. L'exercice d'un pareil droit n'a cessé d'être flétrissable que lorsqu'il a eu lieu sur des objets que personne ne réclamait et qui restaient sans maître connu ; mais on n'en aurait pas toujours usé dans ces limites, selon Du Cange, et le droit de proie, dans les naufrages, se serait étendu jusqu'aux vaisseaux avec tout ce qu'ils portaient, même aux équipages qui ne pouvaient plus alors se libérer que par rachat (3). »

---

(1) Cartulaire de Saint-Josse. Archives départementales.
(2) *Histoire de Picardie*, par Lami, p. **80**.
(3) *L'année historique de Boulogne*, par Morand, p. **233**.

En 1054, Harold, qui fut plus tard roi d'Angleterre, ayant été jeté par la tempête sur les terres de Guy, comte de Ponthieu, fut retenu et emprisonné ; dans la suite il n'obtint sa liberté que contre rançon (4).

L'abbaye de Saint Josse avait part aux prises, aux épaves et à tout ce que le flot jetait sur son territoire, par égale portion avec l'amirauté.

Dans un temps déjà bien reculé, le *Port de Trépied* était habité par des matelots qui possédaient jusqu'à vingt-huit bâteaux de pêche, dont le produit s'expédiait à Abbeville, Amiens, Beauvais et Paris. Ruinés par les guerres du XV° siècle, ils furent obligés de se retirer à Dunkerque et à Gravelines pour la sûreté de leurs personnes et pour jouir de l'affranchissement du sel et de la taille accordés aux matelots du Boulonnais.

En 1634, Etienne Moreau, comte et abbé de Saint-Josse, rétablit le *Port de Trépied* par° acte passé chez M° Patte, notaire à Montreuil, le 14 octobre 1634.

« Entre ledit messire Moreau, dom Guillaume Bland,
» prieur, Charles Verdret, grand-vicaire, Louis Laurent,
» Henri Bodessus et les abbés de l'abbaye de Saint-Josse,
» d'une part ;

» Et Guillaume, Jacques Godin et Guillaume Wadou, tous
» maîtres de bateaux de pêche en la ville d'Etaples, d'autre
» part ;

» Les abbés de Saint-Josse leur accordent la permission
» d'habiter les terres de leur seigneurie près du haut de
» Trépied, avec leurs familles et leurs équipages, d'amarrer
» leurs bateaux au Port de Trépied, et d'y démarrer leurs

(4) *Annuaire de Montreuil*, 1855, p. 17.

» pêches de poissons pour y être vendues par le vicomte
» que les abbés seront tenus de commettre audit port ;

» Les abbés s'engagent de leur côté à faire construire à
» chacun d'eux une maison manable près du jardin de
» l'abbaye, contenant chacune une mesure pour chaque
» maître et une demi-mesure pour chaque compagnon. Ils
» seront tenus d'en payer le prix d'estimation sur le produit
» de leurs pêches entre les mains du vicomte et cinq sous
» tournois de censive par mesure de terre ;

» Il leur est accordé la permission de couper des hoyats
» dans les garennes (1). »

Le droit de vicomté fut donné à Guillaume Suin, au prix
de trente livres par bateau, par acte passé chez Me Meignot,
notaire à Etaples, le 1er février 1636.

Ce droit de vicomté consistait en une certaine quantité de
poissons qui appartenait au seigneur par droit de territoire
sur chaque bateau qui échoue ou aborde sur la côte de la
seigneurie, y décharge son poisson et le vend au mast, droit
cependant qui n'est pas dû à raison de la vente, mais comme
un devoir envers le seigneur sur le territoire duquel les bateaux abordent et échouent (2).

L'abordage de plusieurs bateaux au mois de septembre
1715 au *Port de Trépied*, dont le poisson était vendu au
mast, fut l'objet d'une contestation de la part de Charles Dauphin, alors vicomte au port d'Etaples. Il assigna l'abbé de
Saint-Josse pardevant le bailli d'Etaples, lequel rendit la sen-
tence suivante :

« Il est ordonné que Charles Dauphin demeurera pai-

(1) Cartulaire de Saint-Josse.
(2) Dom Grenier, paquet 2, nº 17.

» sible possesseur du droit d'hostage du sou pour livre sur
» la vente du poisson frais, apporté par les pêcheurs en la
» ville et aux ports d'Etaples, Camiers et Dancs, et du droit
» de vicomté, qui est de deux poissons à percevoir en nature
» sur toutes ventes qui s'y feront suivant l'usage et confor-
» mément à l'adjudication qui lui aurait été faite par les
» commissaires de l'amirauté de France du 22 août 1697.
» Et il est fait défense aux religieux de Saint-Josse, soit que
» les bateaux fussent en delà ou en deçà de la rivière, de le
» troubler dans la possession de ce droit (1). »

Les abbés de Saint-Josse interjetèrent appel de cette sen-
tence ; mais il est probable qu'elle fut confirmée, car nous
voyons dans les registres aux délibérations du conseil municipal de la ville d'Etaples, à la date du 27 septembre 1798,
que les limites du port d'Etaples, qui s'étendent alors aux
deux rives de la Canche, sont fixés depuis le milieu de la
première falaise au nord jusqu'à vis-à-vis de l'ancien château
au sud.

Le Port d'Etaples en 1859.

Le *Port d'Etaples* n'est plus accessible qu'aux navires d'un
faible tonnage, à cause de l'ensablement de la baie. Il est
garni d'un quai en bois qui fut livré au commerce en 1849.
Son étendue est de 150 mètres. Il a coûté 52,000 fr., dont
32,000 fr. donnés par l'Etat, et 10,000 fr. par la ville
d'Etaples. La rivière est traversée par deux ponts (2).

Le *Port d'Etaples* possède quarante-trois bateaux de pêche,
produisant annuellement 350,000 fr. de poissons frais, et
60,000 kil. de salaisons.

---

(1) Dom Grenier, paquet 2, n° 17.
(2) Voir *rue de Montreuil* et *rue du Bac*.

Il a été fréquenté en 1859 par sept bâtiments étrangers et six français.

Les droits de douane perçus sur la navigation ont pro-
duit   1,034
Sur les marchandises   3,034
Sur les sels de l'entrepôt   28,325

Total. . .   32,393 fr.

Un projet est aujourd'hui à l'étude pour l'amélioration de la navigation. Ce projet, dont la dépense est évaluée à 250,000 fr., a pour but, en rendant la baie praticable, d'assurer aux navires un abri en cas de tempête. Il favoriserait en même temps le développement de la ville d'Etaples, appelée à devenir un centre très important de pêche. Sa réalisation pourrait avoir lieu sans qu'il en résultât une charge pour le trésor, attendu que les terrains considérables qu'elle ferait acquérir au domaine, couvriraient entièrement par leur valeur la dépense qu'entraînerait l'exécution de ces travaux.

Ruelle du Port.

Cette petite rue, inaccessible aux voitures, à cause de son peu de largeur, commence à *la Place* et finit au rivage.

Les deux jardins qui la longent viennent d'être achetés par la ville en 1859 pour une somme de 2,700 fr., afin d'y faire une large et belle rue qui de *la Place* aboutira au pont d'Etaples dont nous avons parlé à la *rue du Bac*.

Rue du Puits-d'Amour.

Cette rue, qui commençait à la rue du Château, conduisait à une ferme à laquelle elle doit son nom.

Elle a complètement disparue par la construction de la ligne du chemin de fer.

S'il faut en croire une tradition fort ancienne, cette ferme aurait dû son nom à une histoire amoureuse connue de tout le pays, et qui remonte à sa construction.

Pour les besoins de la ferme, on avait construit un puits qui n'était pas encore achevé, lorsqu'il prit la fantaisie à un garçon de ferme de s'asseoir sur la margelle auprès d'une servante qu'il voulait courtiser. La charpente qui n'était pas parfaitement assujettie vint à manquer, et les deux amants tombèrent dans le puits. A leurs cris de détresse, on accourut à leur secours, et on les en retira sains et saufs. L'anecdote s'en répandit dans la ville et aux alentours, et la ferme reçut le nom de Puits-d'Amour.

La plupart des terres qui font partie de cette ferme sont d'origine royale. Elles furent données au Roi de France par la veuve d'Agedius, d'Attin. Le régent du royaume de France, qui fut après Charles V, rendit une ordonnance au mois d'octobre 1360, par laquelle il donna à l'église de Notre-Dame de Boulogne tous les biens qu'il possédait dans le territoire et les limites de la ville d'Etaples, consistant en terres arables, terrages, cens et revenus, nommés les Marais du Roi, les Palettes, les Fosses, les Marquets, le Chemin de Rombly, les Braies, la Terre d'Hermessent, la Croix de Fromessent, la Vallée de Marocl et le Mont Gennetin (1).

Par acte du 2 février 1421, l'église de Notre-Dame de Boulogne vendit au sieur Jean Lesne et à sa dame Marguerite Robbe, au prix de seize livres de rentes annuelles, ces mêmes terres dont voici la désignation et la contenance :

25 journaux aux Marais du Roi ;

3 quarterons au Chemin de Rombly ;

---

(1) *Histoire de Notre-Dame de Boulogne*, p. 332.

1 journal à Hermessent ;

6 mesures aux Palettes ;

2 journaux aux Gattes ;

3 journaux aux Faces ;

7 quarterons à Fromessent ;

4 journaux aux Braies ;

5 quarterons aux Marquets ;

14 journaux à Hermessent ;

3 journaux et demi à la Croix-au-Frêne ;

25 journaux au Mont Gennelin ;

1 mesure et 2 journaux au Val de la Croix-au-Frêne ;

15 journaux au Val Maroel ;

11 journaux au Bismes ;

1 mesure au-dessus des Marquets d'Hilbert ;

7 journaux au Cavin de Hermessent ;

1 mesure aux Palettes du Roi.

Ces terres sont encore cadastrées sous ces mêmes désignations.

Il existe aussi une rue du Puits-d'Amour à Boulogne. Les uns prétendent que ce nom lui vient de ce qu'une jeune fille, abandonnée de son amant se serait précipitée dans un puits ; les autres pensent que ce lieu servait de rendez-vous à une certaine classe d'amants (1).

A deux kilomètres de la ferme du Puits-d'Amour et sur la route d'Etaples à Boulogne, on voit encore les restes du château de Fromessent, faisant partie de la commune d'Etaples, dont l'origine remonte à une époque très ancienne. Le *Livre des Miracles* de saint Vandril nous rapporte que Grippon, préfet de l'Emporium de Quentowic, avait été

(1) *Almanach de Boulogne*, 1844, p. 77.

Hist. 11

chargé d'une ambassade en Angleterre, par ordre de Charles-le-Chauve en 859. — Comme il revenait de cette île, il aperçut un phare (1). Du Cange pense que ce phare était celui que le seigneur de Fromessent faisait allumer sur la tour de son château pour diriger les navires qui abordaient au port d'Etaples (2).

En 1544, Louis Dutertre d'Ecuffen, lieutenant-général de la sénéchaussée du Boulonnais, se retira en son château de Fromessent, qu'il ménagea en y tenant fort contre les courses des Anglais (3).

En 1597, le 8 décembre, Henri IV accorda à Michel-Patras de Campaigno, sénéchal du Boulonnais, le fief de Fromessent appartenant alors au comte de Rœux, qui avait suivi le parti du roi d'Espagne, contre la France (4).

A quelque distance de la ferme du Puits-d'Amour, et sur le chemin qui conduit d'Etaples à Lefaux, se trouve un terrain nommé la Tombe.

Ce terrain d'une étendue de douze mesures dépendait du château. On y avait construit un fort avancé et percé un souterrain qui communiquait avec le château d'Etaples.

Après la destruction de ce fort, dont on ne connaît pas l'époque, on se servit de la tour qui existe encore pour en faire un moulin à vent, qui, au moyen-âge, était donné en adjudication au profit du Roi, avec la pêche et la garenne (5).

---

(1) *Acta Sanctorum, julii*, tom. V. cap. II et III.
(2) Voir au mot *Port*.
(3) Scotté de Velinghen, fᵒ 381.
(4) Morand, *Ephémérides*, p. 27.
(5) *Archives impériales*, (S. D. Q, 922).

Rue du Rempart.

Cette rue commence à *celle du Port* et finit au quai. Elle est ainsi nommée parce qu'elle aboutissait autrefois aux remparts de la ville.

C'est au XIe siècle qu'Etaples fut environnée de fortifications et de remparts pour mettre cette place en état de défense contre les entreprises des Barbares du Nord, qui n'avaient pas tout à fait perdu leurs habitudes et qui faisaient encore de temps à autre des descentes en Angleterre, où ils avaient déjà conquis une grande partie de l'île et même établi quelques rois (1).

A cette époque la ville d'Etaples était défendue au sud-ouest par des ouvrages avancés connus sous le nom de *Mont-à-Baudets* et de *Cronquelets*. Elle était entourée d'un rempart et d'un fossé profond. Ce rempart était percé de deux portes, l'une à l'entrée de la *rue du Havre*, appelée *Porte du Havre* (2). l'autre à l'extrémité de la *rue de Boulogne*, appelée *Porte de Rombly*, parce qu'en ce temps-là la route d'Etaples à Boulogne passait par Romby, Videhem, Hardelot et Condette.

A l'est, la ville était défendue par son château, et au sud par le fort de la *Tombe* avec lequel la garnison du château pouvait communiquer par un souterrain (3).

Pendant les guerres étrangères de 1346 à 1544, les remparts furent presque détruits par le feu de l'ennemi. Aussi de Thou (4) rapporte-t-il que lorsque Henri II vint dans le

---

(1) Luto, f° 291.
(2) Archives de la ville. Compte de l'argentier, 1642.
(3) Archives impériales. S. domaniales. Q. 922.
(4) *Histoire universelle*, t. II, p. 126.

Boulonnais en 1547 pour visiter les divers postes que son père avait fait fortifier, et en ordonner de nouveaux, il ne put retenir ses larmes ni dissimuler sa douleur en voyant l'état déplorable où la domination étrangère avait réduit le pays.

Quand du Bernet vint en 1591 assiéger Etaples pour la reprendre aux Ligueurs, il attaqua cette ville du côté de Rombly, et il ne rencontra pas une bien grande résistance, les Ligueurs ne paraissant pas vouloir sérieusement défendre une ville qui n'avait pour toute fortification que quelques barrières et des ouvrages en terre assez faibles (1).

On doit faire remonter à cette époque la destruction complète des remparts d'Etaples.

Rue du Rivage.

Cette rue, qui longe la Canche et finit à la *rue du Bicêtre*, est ainsi nommée parce qu'elle est contiguë au rivage.

Elle est appelée à devenir l'une des rues les plus fréquentées de la ville, quand le pont construit récemment sur la Canche sera en pleine activité.

Rue Sans-Sens.

Cette rue commence *rue du Havre* et finit *rue du Rempart*.

On l'appelle ainsi parce qu'au lieu d'avoir sa sortie en ligne droite sur le port, elle aboutit d'un côté à une ruelle très étroite (ancienne *rue du Rempart*) et de l'autre côté aux chantiers de construction des frères Caloin.

L'expropriation d'une seule maison la mettrait en communication directe avec le quai et en ferait une des rues les plus

---

(1) *Les Huguenots et la Ligue*, par l'abbé Lefebvre, p. 190.

utiles pour la classe maritime. Elle perdrait alors le nom populaire qui lui a été donné et pourrait s'appeler *rue du Quai*.

Rue Serpente.

Voir *rue du Petit-Pèlerin*.

Rue Sœurette-Blondin.

Cette rue commence *rue de Camiers* et finit *rue des Cronquelets*.

Elle doit son nom aux sœurs Blondin, dont la postérité n'est pas encore éteinte, et qui possédaient en cet endroit un vaste terrain que les archives de la ville désignaient en **1643** sous le nom de *Mont-des-Sœurettes* (**1**) et cadastré sous celui de *Pâtis Blondin*.

On l'appelle plus communément aujourd'hui *rue du Fourà-Chaux*, parce qu'il y a existé pendant quelques années un établissement de ce genre, qui sert maintenant d'habitation de pêcheurs.

Rue Saint-Hubert.

Cette rue, qui n'existe plus aujourd'hui, commençait à la *rue de Montreuil* et finissait au portail sud de l'église Saint-Michel.

Elle avait pris ce nom d'une *fameuse hôstellerie* qui se trouvait *rue de Montreuil* en face de la *rue Saint-Hubert*, et avait pour enseigne *A Saint-Hubert;* mais à une époque beaucoup plus reculée on l'appelait le *Respy* (**2**).

---

(1) Compte de l'argentier, 1643.
(2) Cueilloir de la paroisse, fᵒ 8, 13. — Cueilloir du Saint-Sacrement. 1581, fᵒ 10.

Cette maison était très renommée vers le milieu du XVIIe siècle. C'est là que « *les Eschevins délibéroient à la* » *muette*, préparoient le budget de la ville et donnoient des » banquets municipaux, ainsi que le constate le compte de » l'argentier de la ville de **1641** :

» Item paié à Florent Passeleux, tavernier, pour dépenses » faictes en sa maison pour Messieurs, à diverses fois pen- » dant qu'ils ont travaillé et vacqué à dresser le présent » compte de la ville . . . . **15** livres.

» Dépenses faites chez le sieur Passeleux, tavernier, le » dernier jour de Pâques, par MM. les ecclésiastiques et le » père prédicateur, pour remercier ce bon père carme des » prédications qu'il a faites pendant le Caresme.

» A esté paié audit Passeleux, tavernier, pour avoir fourny » des chaises et ustensiles de litz au père prédicateur pendant » le saint Caresme, y compris dix jours de nourriture . **30**

» A esté ledit comptable obligé de rembourser ce qu'il a » paié à Florent Passeleux la somme de dix livres qu'il avoit » advancée au père prédicateur, carme de Montreuil. . **10**

» A ledit comptable déboursé quarante solz pour employer » à l'achat de vingt-six harengs et treize pains qui ont esté » donnés aux pauvres pour la Cenne **2**

» A esté paié à Florent Passeleux, hostelier, pour avoir » par luy donné logement au père prédicateur durant les » advants dernières **6**

» Banquet donné aux ecclésiastiques, au prédicateur, à » l'ancien mayeur et au procureur du Roy au jour du renou- » vellement de la loi **18**

» Dépenses faites chez le sieur Passeleux, le jour de l'adju- » dication des fermes de la ville par MM. les mayeur, éche- » vins, le procureur du roi et les adjudicataires . . **18** »

Cette rue avait deux maisons portant pour enseignes *Saint-Marc* et *le Cygne* (1).

Elle fut supprimée en 1703, époque à laquelle on fit murer le portail sud de l'église pour y établir intérieurement la chapelle Ponponne, ainsi nommée parce qu'elle fut élevée aux frais d'un nommé Ponpon (2).

Nous ne pouvons passer sous silence une découverte archéologique faite à l'entrée de cette rue en 1849.

Des ouvriers, employés à percer les fondations d'une maison appartenant à M. Bigot-Pauchet, rencontrèrent un mur de grès sur lequel s'appuyait un escalier, également en grès. Ils le démontèrent jusqu'à la sixième marche sous laquelle ils découvrirent une excavation remplie de médailles *gallo-romaines* en petit bronze et en *potin*, semblables à celles qu'on avait trouvées dans les garennes et le vieux château. Ils en obtinrent une somme de 300 fr.

Rue Suffren.

Cette rue commence *rue du Havre* et finit *rue de Camiers.*

M. Lecat, maire d'Etaples en 1830, fit percer cette rue dans une vaste propriété qu'il possédait à l'extrémité de ces deux rues. On lui donna le nom de *rue Suffren*, en souvenir d'un voyage en Amérique qu'il fit avec l'amiral Suffren en qualité d'employé de marine.

Rue Saint-Pierre.

Elle commence à l'extrémité de la *rue des Violiers* et finit à celle *du Chœur.*

---

(1) Cueilloir de la paroisse, f° 8, 13.
(2)   Id.   Id.   Id.   f° 120.

On la nomme ainsi en l'honneur de saint Pierre, patron des pêcheurs, qui lui ont élevé un autel dans l'église paroissiale, où l'on dit des messes presque solennelles pour invoquer l'intercession de ce saint en faveur de la pêche.

Il existe une confrérie de ce nom, composé de marins, qui fut instituée par Mgr Perrochel, évêque de Boulogne en 1669, à l'instar de celle de Boulogne fondée en 1596.

Il se trouve dans l'enceinte de cet autel un tableau où sont inscrits les noms des patrons de la confrérie depuis 1673 jusqu'à ce jour.

Cette association possède une bannière fort ancienne représentant d'un côté la pêche miraculeuse, et de l'autre une procession au Calvaire. Les personnages y sont peints d'après nature.

Les membres de la confrérie dont nous parlons portent un costume uniforme, celui du marin en tenue de ville. Ils ont pour énigme un chaperon en drap rouge bordé d'un galon d'or, sur lequel on a brodé le mot CHARITAS. Cette devise vient de ce que autrefois ils portèrent la charité chrétienne jusqu'à ensevelir les morts et à les conduire à leur dernière demeure. Maintenant ils ne font qu'assister aux enterrements quand on les demande ; alors ils suivent le cortége escortés de leurs croix et bannière en tenant un cierge à la main.

Les dimanches et fêtes, ils font une quête dans l'église pour *la Charité de Saint-Pierre,* dont les produits sont employés à l'entretien de leur autel.

Rue de la Vignette.

Cette rue, qui n'est aujourd'hui qu'une impasse, a son entrée sur *la Place* en face de la *rue de Bicêtre.* Elle conduisait à une vaste maison à usage d'hôtellerie ayant pour enseigne *La Vignette* (1).

C'est une des plus anciennes maisons d'Etaples, dont l'entrée principale est aujourd'hui dans la *rue de Notre-Dame*. Elle est construite en grès.

Arras possédait aussi anciennement une rue du même nom, qui lui avait été donné à cause des vignes plantées sur le sol extérieur de la rue et qui par leur bonne exposition produisaient un raisin apprécié de nos pères (2).

L'analogie qui existe entre les rues de ces deux villes, c'est que les murs de celle d'Etaples sont garnis de belles vignes si bien exposées au midi que le raisin en est excellent.

A l'entrée de cette rue se trouvent deux maisons, appartenant l'une à M. Capet Joseph, avec les initiales I C P et le chiffre 9 (Pl. III, fig. 9), et l'autre à Mlle Rose, avec quelques lettres enlacées, rappelant sans doute le nom d'un des anciens propriétaires (Pl. III, fig. 3).

Rue des Violiers.

Cette rue commence à celle de *Notre-Dame* et finit à la *rue Saint-Pierre*.

M. Osmont, curé d'Etaples en 1694, rapporte que cette rue était habitée par des *jardiniers* qui cultivaient une grande variété de violettes, et qu'elle doit ce nom à ceux qui s'occupaient exclusivement de cette plante, et qu'on désignait sous le nom de *Violiers*.

M. Pringer, baron d'Espriller, ancien capitaine au régiment

---

(1) Cueilloir de la paroisse, f°s 9, 66. Archives de Notre-Dame, 1670. Compte du marguillier, 1660.

(2) *Les rues d'Arras*, p. 132.

Hist.   12

de Vierset, chevalier de l'ordre royal et militaire de Saint-Louis, y avait établi une fabrique de terre végétative propre à toute espèce de plantes en général, telles que graines, fleurs, arbres fruitiers et vignes. Elle coûtait quatre sous le litre. Elle épargnait la moitié de la semence, c'est-à-dire qu'au lieu de **100** livres de blé qu'on sème ordinairement sur un arpent, on en employait que **50** (**1**).

Cette rue avait trois enseignes : *La Rose Brachet* (**2**), *le Patin* (**3**) et *la Croix-d'Or* (**4**).

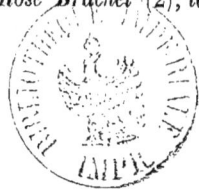

FIN.

(**1**) Supplément aux affiches de Picardie, 1770. — Dom Grenier.
(**2**) Cueilloir de la paroisse, f⁰ 59, 72. — Id. du Saint-Sacrement, f⁰ 8.
(**3**)   Id.   Id.   Id.   Id.   Id.   Id.
(**4**)   Id.   Id.   Id.   Id.   Id.   Id.

AMIENS. IMP. DE LENOEL-HEROUART.